ZEITSCHRIFT FÜR HALS- NASEN- UND OHRENHEILKUNDE

FORTSETZUNG DER
ZEITSCHRIFT FÜR OHRENHEILKUNDE UND FÜR
DIE KRANKHEITEN DER LUFTWEGE
SOWIE DES
ARCHIVS FÜR LARYNGOLOGIE UND RHINOLOGIE

ORGAN DER GESELLSCHAFT DEUTSCHER HALS-,
NASEN- UND OHRENÄRZTE

HERAUSGEGEBEN VON

C. v. EICKEN J. HEGENER W. LANGE
BERLIN HAMBURG LEIPZIG

E. OPPIKOFER R. PERWITZSCHKY
BASEL BRESLAU

Sonderabdruck aus 43. Band. 1. Heft

Walter Moritz:
Der normale und der atrophische Knochen der unteren Nasenmuschel

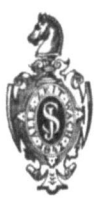

Springer-Verlag Berlin Heidelberg GmbH
1937

ISBN 978-3-662-31443-2   ISBN 978-3-662-31650-4 (eBook)
DOI 10.1007/978-3-662-31650-4

Die „**Zeitschrift für Hals-, Nasen- und Ohrenheilkunde**"
erscheint nach Maßgabe des eingehenden Materials zwanglos, in einzeln berechneten Heften, die zu Bänden von etwa 40 Bogen vereinigt werden.

Der Autor erhält einen Unkostenersatz von RM 20.— für den 16seitigen Druckbogen, jedoch im Höchstfalle RM 40.— für eine Arbeit.

Es wird ausdrücklich darauf aufmerksam gemacht, daß mit der Annahme des Manuskriptes und seiner Veröffentlichung durch den Verlag das ausschließliche Verlagsrecht für alle Sprachen und Länder an den Verlag übergeht, und zwar bis zum 31. Dezember desjenigen Kalenderjahres, das auf das Jahr des Erscheinens folgt. Hieraus ergibt sich, daß grundsätzlich nur Arbeiten angenommen werden können, die vorher weder im Inland noch im Ausland veröffentlicht worden sind, und die auch nachträglich nicht anderweitig zu veröffentlichen der Autor sich verpflichtet.

Bei Arbeiten aus Instituten, Kliniken usw. ist eine Erklärung des Direktors oder eines Abteilungsleiters beizufügen, daß er mit der Publikation der Arbeit aus dem Institut bzw. der Abteilung einverstanden ist und den Verfasser auf die Aufnahmebedingungen aufmerksam gemacht hat.

Die Mitarbeiter erhalten von ihrer Arbeit zusammen 40 Sonderdrucke unentgeltlich. Weitere 160 Exemplare werden, falls bei Rücksendung der 1. Korrektur bestellt, gegen eine angemessene Entschädigung geliefert. Darüber hinaus gewünschte Exemplare müssen zum Bogennettopreise berechnet werden. **Mit der Lieferung von Dissertationsexemplaren befaßt sich die Verlagsbuchhandlung grundsätzlich nicht;** sie stellt jedoch den Doktoranden den Satz zur Verfügung zwecks Anfertigung der Dissertationsexemplare durch die Druckerei.

Manuskriptsendungen werden erbeten an

Herrn Professor Dr. C. v. Eicken in Berlin NW 7, Universitätsklinik für Hals-, Nasen- und Ohrenkranke, Luisenstraße 11,

Herrn Professor Dr. J. Hegener in Hamburg 36, Jungfernstieg 8,

Herrn Professor Dr. W. Lange in Leipzig, Universitäts-Hals-, Nasen- und Ohrenklinik, Liebigstraße 18a,

Herrn Professor Dr. E. Oppikofer in Basel, Steinengraben 38,

Herrn Professor Dr. R. Perwitzschky in Breslau, Universitäts-Ohren-, Nasen- und Halsklinik.

Im Interesse der unbedingt gebotenen Sparsamkeit wollen die Herren Verfasser auf knappste Fassung ihrer Arbeiten und Beschränkung des Abbildungsmaterials auf das unbedingt erforderliche Maß bedacht sein.

Verlagsbuchhandlung Julius Springer.

Inhaltsverzeichnis.

	Seite
Barth, Hermann. Nachruf auf Arno Scheibe	I
Zurhausen, A. Über die Bewertung des Pneumatisationszustandes des Schläfenbeines als Nährboden der unterschiedlichen Erreger der Mittelohrentzündung	1
Mündnich, K. Zum Pneumatisationsproblem der Nasennebenhöhlen. (Mit 4 Textabbildungen)	5
Gerlach, Hans. Über den Zeitpunkt der Manifestation der akuten Sinusphlebitis und über die „frühzeitige" Sinusphlebitis. (Mit 3 Textabbildungen)	21
Lange, J. H. Zahnuntersuchungen bei Taubstummen	38
Keine, H. Untersuchungen zur Meteoropathologie der Angina. (Mit 9 Textabbildungen)	54
Schmidt, M. und F. Roulet. Über die Krebsentwicklung in der Nasenschleimhaut bei gleichzeitiger Schleimhauttuberkulose. (Mit 3 Textabbildungen)	61
Oppikofer, E. Über den Wert der Schüttelausschaltung bei der Hörprüfung mit Umgangs- und Flüstersprache	66
Moritz, Walter. Der normale und der atrophische Knochen der unteren Nasenmuschel. (Mit 27 Textabbildungen)	82
Eschweiler, H. Absolute Eichung eines aus käuflichen Apparaten selbst zusammengestellten Audiometers. (Mit 3 Textabbildungen)	123
Hasegawa, T. Die stato-kinetische Funktion des Sacculus. (Mit 3 Textabbildungen)	129
Steinberg, Gerhard. Praktische Erprobung des aus käuflichen Apparaten zusammengestellten Audiometers. (Mit 6 Textabbildungen)	133
Huizinga, Eelco. Über den Bau des Bronchialbaumes. (Mit 3 Textabbildungen)	141
Barth, Hermann. Über den Einfluß der Nebenhöhlenentzündungen im Kindesalter auf die Pneumatisation der Stirnhöhlen. (Mit 4 Stammtafeln und 4 Textabbildungen)	149
Fach- und Personalnachrichten	*1*

(Aus dem Anatomischen Institut [Direktor: Prof. Dr. *C. Elze*] und dem Pathologischen Institut [Direktor: Prof. *Gg. Herzog*] der Universität Gießen.)

Der normale und der atrophische Knochen der unteren Nasenmuschel[1].

Von

Walter Moritz.

Mit 27 Textabbildungen.

(Eingegangen am 11. November 1937.)

Die bisherigen Kenntnisse über den Knochen in der unteren Nasenmuschel bestehen lediglich aus unzulänglichen entwicklungsgeschichtlichen Angaben (*Peter*[14]) oder ungenauen Beschreibungen teilweise zufälliger Befunde (*Kubo*[11, 12]). Was in Handbüchern darüber zusammengetragen ist, ist ebensowenig vollständig (*Schumacher*[19], *Runge*[17]). In der umfangreichen Literatur, die sich mit der Pathologie der Schleimhaut der Nasenmuscheln befaßt, wurde fast ausnahmslos der Knochen der Muscheln als nebensächlich behandelt oder überhaupt in der Untersuchung übergangen. Es mag dies daran gelegen haben, daß es bisher an einer genauen, normal-histologischen Beschreibung des Knochens der unteren Nasenmuschel gefehlt hat. Es war keinerlei Handhabe gegeben, einen Knochenbefund an der unteren Muschel kritisch zu bewerten.

Kubo[11] bildet z. B. auf Tafel XII, Fig. 3 als normalen Befund einen ausgesprochen atrophischen Knochen ab, der von einem 6 Wochen alten, an Ernährungsmangel gestorbenen Kinde stammt. In welch hohem Grade dieser Knochen atrophisch ist, werden die folgenden Ausführungen ergeben. Daß *Kubos* Versuch, an dieser pathologisch veränderten Nasenmuschel einen normalen Elasticabefund zu beschreiben, damit ebenfalls fehlgeschlagen ist, wird sich ergeben.

Aus der an sich richtigen Annahme, daß an der Nasenmuschel bei Schädigungen durch äußere Einflüsse vor allem zuerst die Schleimhaut geschädigt wird, hat man geschlossen, daß Knochenschädigungen immer erst in zweiter Linie in Frage kommen. Bei den überaus zahlreich angestellten Forschungen wurde daher der Blick fast ausnahmslos auf die Schleimhaut gerichtet und nicht auf den Knochen. An Allgemeinerkrankungen des Körpers oder rein anlagemäßig bedingte Minderwertigkeiten des Knochens in der unteren Muschel hat man im allgemeinen nicht gedacht. Die Wenigen, die den Blick bei der Untersuchung verschiedener Erkrankungen der Nasenschleimhaut in erster Linie auf den Muschelknochen gelenkt haben und Knochenschädigungen durch Allgemeinkrankheiten oder minderwertige Knochenanlagen als Ursache für verschiedene pathologische Veränderungen der Schleimhaut betrachtet

---

[1] Von der Medizinischen Fakultät Gießen als Dissertation angenommen.

haben, sind bei diesen ihren Vermutungen stehen geblieben, weil sie infolge Mangels der Kenntnis der normalen Verhältnisse am Knochen keine Beweise für ihre Behauptungen erbringen konnten.

So behauptet *Zaufal*[25], die Nasenweite bei Ozaena sei eine Folge angeborener Atrophie der Nasenmuscheln. Diese Vermutung versuchte zwar *Zuckerkandl*[26] zu widerlegen mit dem Hinweis, daß er bei vielen Hunderten von Neugeborenen und Embryonen niemals auch nur eine Spur einer rudimentären Nasenmuschel vorgefunden habe. Aber schon ein Jahr später führte *Hopmann*[9] Messungen aus, die zu der Anschauung *Zaufals* zurückführten. Er glaubt, daß man, um von kongenitaler Atrophie zu sprechen, ausgebildete atrophische Veränderungen beim Neugeborenen nicht zu fordern brauche. Es könne sich um eine immanente Anlage handeln, die sich erst später im Verlaufe der Entwicklung des Schädels manifestiere. In diesem Sinne seien die atrophischen Veränderungen des Knochens bei der Ozaena als primäre aufzufassen. *Zaufal* und *Hopmann* also versuchten, primäre Knochendefekte entwicklungsgeschichtlich zu erklären. *Cordes* und vor allem *Cholewa*[4] suchten dagegen den Grund für eine primäre Knochenschädigung bei Ozaena in einer Allgemeinerkrankung des ganzen Körpers. *Cholewa* zieht ätiologisch Osteomalacie und Rhachitis in Erwägung, ohne dies wirklich nachzuweisen. Diese vier Autoren sind die einzigen, die die Möglichkeit einer isolierten Knochenschädigung in der unteren Nasenmuschel vertreten oder wenigstens in Erwägung gezogen haben.

Demgegenüber besteht nun eine ziemlich umfangreiche Literatur, in der der Standpunkt vertreten wird, daß pathologische Prozesse am Muschelknochen nur über die Schleimhaut zustande kämen, also etwa durch Ausbreitung einer Entzündung in die Tiefe. Einzelne Angaben würden zu weit führen. Erwähnt sei nur, daß die Ansichten über Entwicklung, Wachstum, normalen Zustand und Gestalt des Knochens in der unteren Muschel bisher so grundlegend verschieden bzw. unklar sind, daß auch die sehr verschiedenen Angaben über Knochenveränderungen bis jetzt nicht auf einen einheitlichen Nenner gebracht werden konnten. In der Hauptsache lag dies wohl daran, daß lediglich auf Osteoklasten- und Osteoplastenbefunde Wert gelegt wurde, während man den Zustand und die Form des Knochens völlig außer acht gelassen hat.

Cholewa[4] z. B. hat bei seinen Ozaenamuscheln beobachtet, daß der Prozeß des Knochenabbaus länger als bis zum 4. Lebensjahr dauern kann. Er hält dies für pathologisch, während es ein durchaus normaler Befund ist; denn tatsächlich besteht dieses Wechselspiel der Osteoklasten- und Osteoplastentätigkeit während des ganzen Lebens, was auch *Runge*[17] betont. Oder *Woakes*[24] und *Freedmann*[5] glaubten, auf Grund von Osteoklastenbefunden behaupten zu können, daß die Polypenbildung von einer Knochenerkrankung herrühre, was *Runge*[17] ablehnt. Aber *Runge*[17] schreibt z. B. in dem Kapitel der Rhinitis chronica hyperplastica fibrosa von einer „fibrösen" Umwandlung des Knochenmarks, mit der zugleich Hand in Hand gingen die verschiedentlich erwähnten Knochenveränderungen mit Osteoplasten und Osteoklasten". Er lehnt sich dabei an die Darstellungen *Citellis*[3], der offenbar von den Knochenräumen und Markräumen nicht die richtige Vorstellung hatte. Das, was *Citelli* unter Mark verstanden hat, waren in diesem Falle sog. Knochenräume, die von Anfang an mit fibrösem Gewebe ausgefüllt sind. Eine fibröse Umwandlung von Knochenmark in der unteren Nasenmuschel gibt es nicht.

Diese kurzen Hinweise sollen die Notwendigkeit einer zusammenfassenden Untersuchung des Knochens in der unteren Nasenmuschel von der frühen Embryonalzeit bis ins hohe Alter beleuchten. Die Untersuchung, die sich auf die Entwicklung, das Wachstum, die Formen und den normalen Zustand des Knochens zu erstrecken hat, möge dem Zwecke dienen, Klarheit in die Verwirrung der Begriffe und Vorstellungen von Knochen der unteren Nasenmuschel zu bringen.

Das vorliegende Material hat es außerdem gestattet, eine kurze Betrachtung von Knochenschäden an der unteren Nasenmuschel anzufügen. Zugleich konnten dabei die Zeichen einer Atrophie des Muschelknochens festgelegt werden.

Technisches.

Absichtlich wurde für die Untersuchung auch des normalen Knochens nur Sektionsmaterial und stets die gleiche Fixierung (Formol) verwendet, um die Vorbedingungen für einen unmittelbaren Vergleich der verschiedenen Objekte zu schaffen. Auf diese Vergleichsmöglichkeit kam es hier an, nicht auf die Feststellung histologischer Feinheiten an lebensfrisch konservierten Präparaten. Es wurden 60 Fälle untersucht. Sie sind lediglich unter dem Gesichtspunkt des Alters ausgesucht. In keinem der Fälle ist in der Krankengeschichte der Klinik etwas über Erkrankungen der Nasenhöhle berichtet. Das Material stammt von 15 Feten und Neugeborenen, 22 Fällen, bei denen der Tod durch akute Erkrankungen herbeigeführt wurde und 23 Fällen, bei denen der Tod durch Krankheiten herbeigeführt wurde, die mit allgemeiner Kachexie oder hochgradiger Schwächung des gesamten Organismus einhergehen (1 Fall Ernährungsmangel, 2 Fälle Rhachitis, 4 Fälle Tuberkulose, 3 Fälle Syphilis, 3 Fälle Erkrankung innersekretorischer Drüsen, 5 Fälle Krebs, 5 Fälle hohen Alters). Außer bei den Embryonen und Totgeborenen, bei denen der Kopf zerschnitten werden konnte, wurde bei allen Leichen (48 Fälle) die Sektion der Nasenhöhle und der Nebenhöhlen nach *Gräff*[7] ausgeführt. Es wurden etwa 1000 mikroskopische Schnitte angefertigt, also von jedem Fall durchschnittlich 16 Schnitte. In allen Fällen wurden auch die mittleren Muscheln mikroskopisch auf ihren Zustand untersucht. Die Schnitte wurden immer dem mittleren Drittel der Muscheln entnommen, da das mittlere Drittel nicht so oft hochgradigen Veränderungen ausgesetzt ist, wie das vordere und hintere. Andererseits bietet das mittlere Drittel zur Genüge die Möglichkeit, alle Gewebsarten, die es nach *Oppikofer*[13] in durchschnittlichem Maße enthält, zu untersuchen. Die Schnitte wurden teils als Celloidin, teils als Gefrierschnitte angefertigt. Zur Kontrolle der ganzen Muschel wurden vielfach Längsschnitte vom vorderen und hinteren Drittel gemacht. Die Schnitte wurden in folgenden Färbungen untersucht: Hämatoxylin-Eosin, *van Gieson*, *Weigerts* Resorcin-Fuchsin, Orcein, Hämatoxylin-Scharlachrot, Galleinsäure-Ammoniumchlorid, Säurealizarinblau. Das Sektionsmaterial stammt aus dem Pathologischen Institut der Universität Gießen. Die Erlaubnis zur Ausführung der Sektionen und die Überlassung des Materials verdanke ich dem gütigen Entgegenkommen von Herrn Professor *Gg. Herzog*.

I. Teil.
Die Entwicklung des Knochens und sein normaler Zustand.

Zum Verständnis des Knochenaufbaus der unteren Nasenmuschel ist eine genaue Untersuchung der einzelnen entwicklungsgeschichtlichen Phasen unbedingt erforderlich. Ganz allgemeine Angaben über die

Entstehung des Knorpels und die Zeiten der Verknöcherung sind bei *Peter*[15] zu finden. Genauere Angaben oder Untersuchungsergebnisse fehlen bisher in der Literatur.

a) Die Entwicklung des Knorpels.

Die Muscheln sind Reste der ursprünglichen seitlichen Nasenwand, in die sich durch Epithelwachstum Furchen eingesenkt haben. Die ursprüngliche Seitenwand der Nasenhöhle ist also nicht in der Tiefe der Furchen, sondern auf der medialen Oberfläche der Muscheln zu suchen (*Schoenemann*[18]). Auf diese Weise entstehen anfangs Wülste, die mit indifferentem Mesodermgewebe angefüllt und von embryonalem Epithel überzogen sind. Allmählich leiten sich in beiden Geweben Differenzierungen ein: Das Mesoderm scheidet sich in Knorpel, Perichondrium, Gefäße usw., später erst bilden sich die knöchernen Stützen der Muscheln. Der erste Beginn eines Stützskelets der Seitenwand der Nasenhöhle wird dargestellt durch eine Verdichtung des indifferenten Mesenchymgewebes. Am Ende des zweiten Embryonalmonats macht diese Verdichtung dem Knorpelskelet Platz, das im dritten Monat auf der Höhe seiner Ausbildung steht. Schon im zweiten Monat treten Knochenbälkchen im verdichteten Bindegewebe auf, die die Deckknochen zu bilden haben. Im Verlaufe der Bildung dieser Deckknochen geht der Knorpel zugrunde, während Verknöcherungen im Knorpel selbst (Ersatzknochen) sich erst im Verlauf des fünften Monats einstellen.

Beim 28 mm langen Fet sind die Seitenwände der knorpligen Nasenkapsel lateral bauchig vorgewölbt und krümmen sich mit ihren freien ventralen Rändern nach innen, also der Nasenhöhle zu, so daß die freien unteren Ränder der lateralen Nasenhöhlenwände die beiden unteren Muscheln (Maxilloturbinalia) bilden. Die untere Muschel erhält also eine Knorpelstütze aus der unteren Grenze der Seitenwand der Nasenkapsel. Unter ihr wird kein Knorpel mehr gebildet. Selbständig entspringt von der Seitenwand der Nasenkapsel eine kräftige Knorpelstütze für die mittlere Muschel, während die der oberen erst durch einen schwachen Vorsprung angedeutet ist. Diese Beobachtungen stimmen mit dem von *Kallius*[10] angegebenen Befund eines 40 mm langen, $2^1/_2$ Monate alten Feten überein (Abb. 1).

Für die Verzweigung der anfänglich glatten primären Knorpelspange (Abb. 1, 7) sind die in der Muschel längs verlaufenden, zuerst auftretenden Arterien maßgebend, die später die größeren Arterien darstellen; denn die sekundären Knorpelspangen wachsen nur zwischen die Arterien, wie sich an den Präparaten einwandfrei nachweisen läßt (Abb. 2, 4, 8). In erster Linie ist also für die spätere Gestalt der Muschel die Anlage der ersten Arterien entscheidend: Die Arterien sind vor den sekundären Knorpelspangen da und diese richten sich nach ihnen. Werden wenig Arterien gebildet, so wird auch ein wenig verzweigter, plumper Knorpel gebildet. Die endgültige Gestalt des Knorpels ist aber die Matrix für die erste Gestalt des Knochens, was weiter unten gezeigt wird; es ist also bei dem komplizierten Knochenbau jetzt schon verständlich, wie sehr er rein anlagemäßig beeinflußt sein kann (Abb. 8, 9).

b) Der Verknöcherungsprozeß.

Die Verknöcherung des Muschelknorpels setzt im 5. Embryonalmonat ein, nach Graf *v. Spee*[20] ebenfalls im 5. Monat, nach *Toldt*[21]

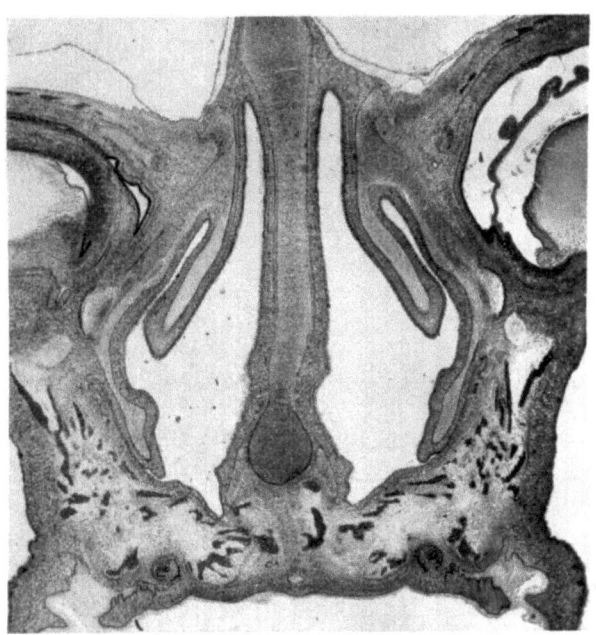

Abb. 1. Übersicht über die Nasenhöhle eines 2$^1/_2$ Monate alten Feten. Vergr. 15mal.

erst im 7. Monat. Der Verknöcherungsprozeß nimmt seinen Anfang in der Gegend des Überganges des Muschelknorpels in die seitliche Nasenhöhlenwand (Abb. 5). Dies ist die Stelle der stärksten mechanischen Beanspruchung und es ist wohl möglich, daß mechanische Faktoren für diese Lokalisation des ersten Punctum ossificationis die Ursache sind, wie es *Carey*[2] für andere Knochen beschrieben hat. Dieser Ossifikationspunkt liegt auf der Oberfläche der Knorpelplatte, manchmal anfangs nur auf einer Seite, meist jedoch setzt die Ossifikation auf beiden Seiten ein. Es entstehen auf beiden Seiten Knochenplatten, die gegen die Peripherie der Muschel zu mit einem sich messerschneidenartig verjüngenden Rande endigen. An den Verzweigungen des Knorpels, den sekundären Knorpelspangen, vollzieht sich die Verknöcherung meist nur von einer Seite her. Schon bevor die erste Knochensubstanz sichtbar

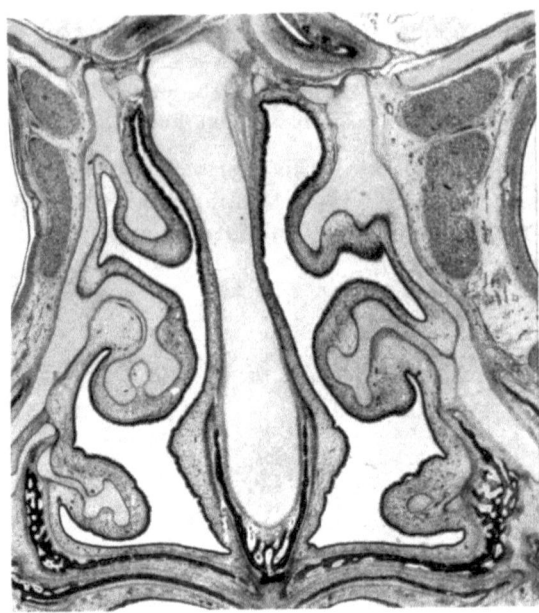

Abb. 2. Übersicht über die Nasenhöhle eines 4 Monate alten Feten. Vergr. 12mal (*van Gieson*).

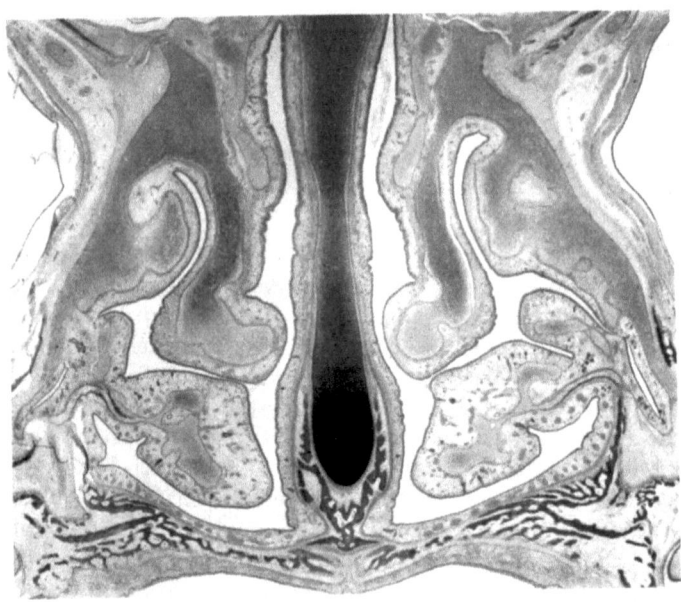

Abb. 3. Übersicht über die Nasenhöhle eines 5 Monate alten Feten. Vergr. 10mal (Resorcin-Fuchsin nach *Weigert*).

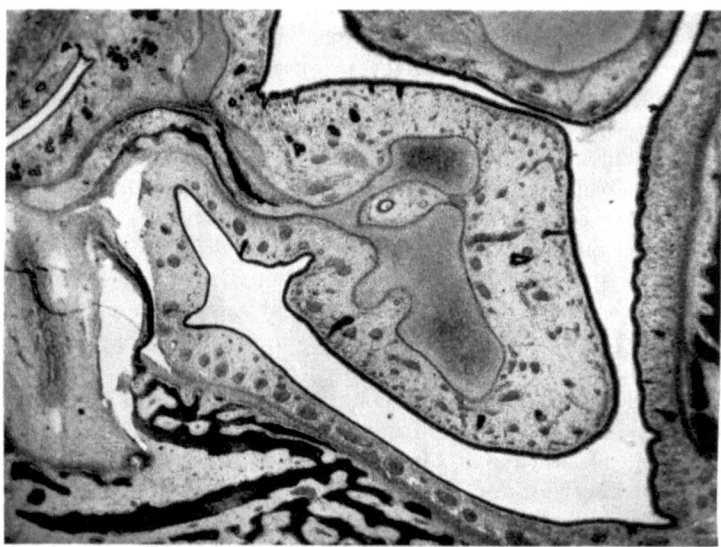

Abb. 4. Untere Muschel eines 5 Monate alten Feten. Verzweigung der primären Knorpelspange in sekundäre. Zwischen den sekundären Knorpelspangen sind die größeren Arterien sichtbar. Am Übergang in die seitliche Nasenhöhlenwand beginnende Verknöcherung. Vergr. 27mal (Resorcin-Fuchsin nach *Weigert*).

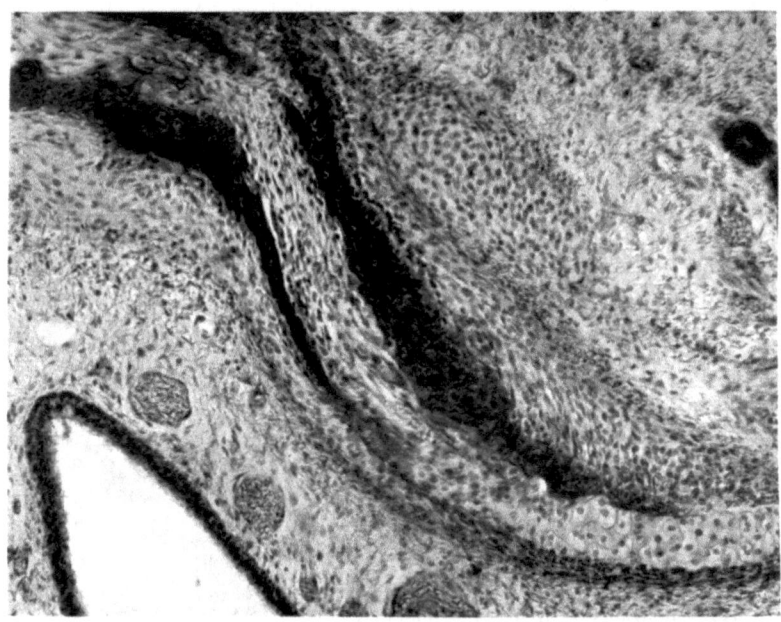

Abb. 5. Übergang des Knorpels der unteren Muschel in die Seitenwand der Nasenhöhle vom 5 Monate alten Feten (Abb. 4). Unten noch Knorpelzellen sichtbar. In der Mitte Verknöcherung von beiden Seiten. Oben eine Knochenlücke. Vergr. 50mal (Resorcin-Fuchsin nach *Weigert*).

wird, verdickt sich das Perichondrium etwa um das Vierfache, man sieht das Auftreten massenhafter Osteoplasten, die sich am Knorpelrande epithelartig anordnen. Die Knorpelzellen sind an diesen Stellen großblasig aufgetrieben. Der Knochen lagert sich sodann von außen in feinen Zügen an. Hat diese frisch angelagerte Knochensubstanz etwa die Dicke dreier Lamellen erreicht, so treten alsbald an der Außenseite stellenweise Osteoklasten auf, die diese perichondrale Knochenhülse an einzelnen Stellen auflösen (Abb. 5). Es entstehen dadurch Lücken in der sonst kontinuierlichen Knochenplatte. Durch diese Lücken nun dringt perichondrales Gewebe in die großblasige Knorpelzone, deren Zellen eben in Auflösung begriffen sind, ein, darunter Capillarschlingen, Mesenchym- und Bindegewebszellen. *Weidenreich*[22] sagt, daß bei der Knorpelauflösung das vom Perichondrium her durch die Knochenlücken eindringende Gewebe eine wichtige Rolle spiele; er spricht dabei von den langen Röhrenknochen des Menschen. Diese Tatsache trifft nach dem Beobachteten auch für den Verknöcherungsprozeß an den Nasenmuscheln zu. Die Knorpelzellen zeigen keine bestimmte Anordnung. Deutlich zu beobachten ist, wie die neugebildeten Knochenfasern sich um Knorpelzellen schlingen. Dieser Prozeß stellt die teilweise Verknöcherung der Knorpelgrundsubstanz dar, die bei der eigentlichen Knochenbildung wieder resorbiert wird.

Im folgenden müssen nun drei verschiedene Arten der weiteren Knochenentwicklung unterschieden werden:

1. Spongiöser Knochen. Seine Ausbildung stellt die Fortsetzung des oben beschriebenen ersten Verknöcherungsprozesses dar. Durch die Auflösung des Knorpels zwischen den Knochenplatten (Abb. 5) entsteht ein langgezogener unregelmäßiger Raum, der mit reichlich bindegewebigen Elementen, kleinsten Gefäßen und mesenchymalen Zellen angefüllt ist. Diese mesenchymalen Zellen sind verzweigt, spindel- oder sternförmig und anastomosieren miteinander. Der Raum zwischen den Knochenplatten wird inzwischen breiter, was durch die Tätigkeit der Knochenbildungs- und Knochenfreßzellen ermöglicht wird. Die anfänglich feinen durch die Knochenlücken eingedrungenen Capillaren werden weiter, wenngleich ihre Wand immer gleich dünn bleibt. Osteoklasten haben die Knochenplatten von innen angenagt, so daß Knochenzacken in die zwischen den Knochenplatten liegenden Raum ragen.

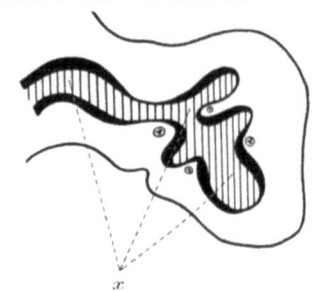

Abb. 6. Querschnitt der unteren Muschel eines 5 Monate alten Feten. Die stark gezeichneten Ränder des Knorpels (schraffiert) zeigen die Verknöcherungszonen an. Die Stellen im Knorpel, die von mehreren Verknöcherungszonen umgeben sind (x, x, x,), entwickeln sich später zu spongiösem Knochen.

Diese Knochenzacken wachsen nun durch Osteoplastentätigkeit weiter zwischen die in den mesenchymalen

Zellelementen liegenden Gefäße. So entstehen Spongiosaräume, die man nach *Hammar*[8] als primäres Knochenmark bezeichnen muß. Zur Zeit der Geburt können die einzelnen Spongiosaräume (primäre Markräume) noch mehrere Gefäßquerschnitte enthalten.

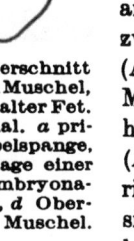

Abb. 7. Querschnitt der unteren Muschel, 2½ Monate alter Fet. Vergr. 20mal. *a* primäre Knorpelspange, *b* erste Anlage einer Arterie, *c* embryonales Gewebe, *d* Oberfläche der Muschel.

Diese Art der Knochenentwicklung ist nun an der unteren Nasenmuschel durchaus nicht die hauptsächliche, sondern sie vollzieht sich, wie die Beobachtungen ergeben haben, nur an drei bevorzugten Stellen: Die eine liegt da, wo der Muschelknorpel in die seitliche Nasenhöhlenwand übergeht (Abb. 9, e_1), die andere an den Stellen des primären Knorpels, von denen Verzweigungen in sekundäre Knorpelspangen ausgehen (Abb. 8, *f*, 9, e_2) und die dritte da, wo sich infolge Mangels von Arterien eine besonders dicke oder überhaupt kaum verzweigte Knorpelspange erhalten hat (Abb. 9, e_3, Abb. 6). An diesen Knorpelstellen, die rings von Ossifikationsrändern umgeben sind, vollzieht sich also die Knochenbildung anfänglich, wie oben beschrieben. Es bilden sich primäre Markhöhlen mit sog. primärem Knochenmark. Von diesem primären Knochenmark aus bildet sich dann weiter bis zur Geburt und noch später endostal spongiosaartiger Knochen analog der Spongiosabildung der langen Röhrenknochen,

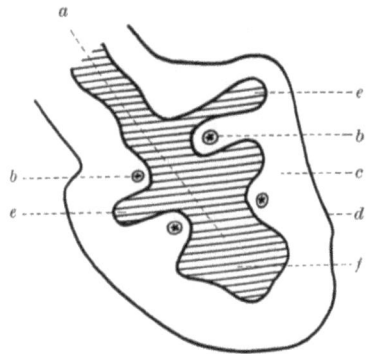

Abb. 8. Querschnitt der unteren Muschel, 5 Monate alter Fet. Vergr. 20mal. *a* primäre Knorpelspange, *b* Arterien, *c* embryonales Gewebe, *d* Oberfläche der Muschel, *e* sekundäre Knorpelspangen, *f* schlecht verzweigter Knorpel.

wodurch die „Spongiosaräume" entstehen. An der Außenseite der oben beschriebenen Räume sind Osteoklasten tätig. An den Rändern der primären Markhöhlen liegen reichlich Osteoplasten. Die Spongiosaräume nehmen nun bis zur Geburt und auch nachher noch an Ausdehnung zu, was durch die Wechselwirkung der Knochenapposition und -resorption ermöglicht wird.

2. Knochenspangen. An den einzelnen sekundären Knorpelspangen (Abb. 8, *e*) erfolgt die Verknöcherung nur von einer Seite aus (Abb. 6). Innerhalb der verknöcherten sekundären Knorpelspangen, den sekundären Knochenspangen sind keinerlei spongiöse Räume oder Kanalsysteme festzustellen (Abb. 9, *c*), die Erhaltung des Knochens geht von den Zellschichten des zu beiden Seiten anliegenden Periosts aus (Abb. 9, *d*). Diese so entstandenen sekundären Knochenspangen zeigen am Rande durchwegs Osteoplasten- und Osteoklastentätigkeit. Bei der Untersuchung der feineren Knochenstruktur läßt sich anfangs keine bestimmte Ordnung aufstellen, es handelt sich vorläufig (auch im spongiösen Knochen) um faserigen, geflechtartigen Knochen, man kann nur die Kittlinien zwischen altem und frisch angelegtem Knochen unterscheiden. Vom 2. Lebensjahr ab sind Lamellen in der Knochenstruktur zu erkennen, die den Knochenspangen auf der Seite der Apposition flach aufliegen. Im spongiösen Knochen werden sie vom sog. primären Markraum aus zirkulär angesetzt (Abb. 14). Die normale Dicke der Knochenspangen schwankt beim Kinde und beim Erwachsenen zwischen 70 und 120 μ.

Die zellreiche Schicht des Periosts (s. unten), die den Knochenspangen beiderseits anliegt, ist sehr breit. Besonders fällt die Breite des Periosts an den Enden der sekundären Knochenspangen auf; hier liegen in der zellreichen Schicht massenhaft Osteoplasten (etwa bis zum 3. Lebensjahr). An den Enden der Knochenspangen sieht man nach Beendigung des 1. Lebensjahres neugebildete Knochenlamellen (als neugebildet erkenntlich an der schwächeren Färbbarkeit), die zur Verlaufsrichtung der Knochenspange selbst senkrecht stehen und daher sehr kurz sind. Diese Befunde zeigen eindeutig, daß die sekundären Knochenspangen ein weiteres Wachstum haben, und zwar durch Fortsatztreibung. Das Ende einer sekundären Knochenspange

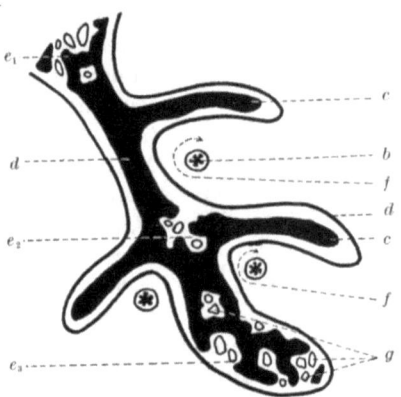

Abb. 9. Querschnitt des Knochens der unteren Muschel mit Periost, 6 Monate alter Fet. Vergr. 20mal. *a* primäre Knochenspange, *b* Arterien, *c* sekundäre Knochenspangen, *d* Periost, e_1 spongiöser Knochen am Ansatz der Muschel, e_2 an einer Verzweigungsstelle des Knochens, e_3 im Bereiche eines schlecht verzweigten Knorpels. *f* erste Anlage späterer Knochenräume. *g* Sinusoide in Spongiosaräumen.

kann sich in zwei tertiäre Spangen aufteilen oder verzweigen (Abb. 10, *b*). Eine tertiäre Knochenspange kann sich auch vom Verlaufe einer sekundären Knochenspange abzweigen (Abb. 10, *f*) oder auch von der Peripherie spongiösen Knochens (Abb. 10, *g*). Diese tertiären Knochenspangen sind es auch, die den Ring um eine Muschelarterie schließen können (Abb. 9, 10, *e*, 11, 12, 16).

Dort, wo zwei tertiäre Knochenspangen sich zu einem Ring um eine Arterie schließen, treffen selbstverständlich zuerst die Faserschichten der Umschlagsstellen der beiden Periostduplikaturen mit ihren reichlichen elastischen und kollagenen Fasern zusammen (Abb. 10, *e*). Es ist deutlich zu sehen, daß an einer solchen Stelle sich wohl noch Reste elastischer und kollagener Fasern finden, bei weitem aber nicht mehr in der Menge, wie sie sonst in der Faserschicht des Periosts am gleichen Präparat zu sehen sind. Dieser Befund rechtfertigt die Vermutung, daß die mesenchymalen Zellen der zellreichen aufeinandertreffenden Periostschichten die Fähigkeit besitzen, die kollagenen und elastischen Fasern aufzulösen, wobei die elastischen Fasern länger standhalten als die kollagenen. Eine rein mechanische Verdrängung der Fasern erscheint nach den beobachteten Bildern ausgeschlossen, da manchmal zusammenhängende elastische Fasern durch diese Stellen sich hindurchziehen. Nach der Auflösung dieser faserreichen Schichten kommen dann die massenhaften

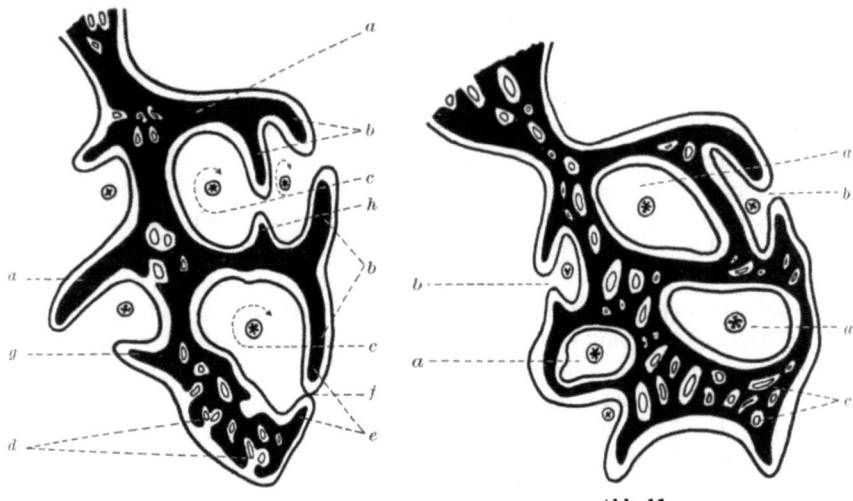

Abb. 10. Abb. 11.

Abb. 10. Querschnitt des Knochens der unteren Muschel, Neugeborenes. Vergr. 30mal. *a* sekundäre Knochenspangen, *b* tertiäre Knochenspangen, *c* Knochenräume, *d* Spongiosaräume, *e* zusammenwachsende tertiäre Knochenspangen, *f* aufeinandertreffende Periostfaserschichten, *g* tertiäre Knochenspange, die von der Peripherie eines spongiösen Knochenteils abzweigt, *h* tertiäre Knochenspange, die von dem Verlaufe einer sekundären abzweigt.

Abb. 11. Querschnitt des Knochens der unteren Muschel, Erwachsener. Vergr. 10mal. *a* geschlossene Knochenräume, *b* Öffnungen von Knochenräumen zur Schleimhaut, *c* Spongiosaräume, die jetzt gegen das Periost hin durchwegs geschlossen sind, mit zentral liegenden Sinusoiden.

Zellen der beiden zellreichen Schichten in einem gemeinsamen Raum zu liegen; in dem schließlich der Schluß des Knochenringes vollzogen wird.

So entstehen dann die „Knochenräume" (Abb. 11, *a*), die zum Unterschied von den „Spongiosaräumen" stets in ihrer Mitte eine größere Arterie enthalten und innen stets von Periost ausgekleidet sind. Im folgenden werden „*Knochenräume*" den „*Spongiosaräumen*" gegenübergestellt. (Näheres darüber S. 98f.)

Nach dem Geschilderten sind für die Bildung von Knochenräumen, deren erster Anfang die sekundären Knorpelspangen sind, die zuerst angelegten und später größeren Arterien, die in der Muschel längs verlaufen, maßgebend. Ist also der Knorpel infolge Arterienmangels nur schlecht oder gar nicht verzweigt, so findet man später vorwiegend spongiösen Knochen. Und es ist nachzuweisen, daß bei guter primärer Verzweigung der primären Knorpelspange bei ausreichender Arterienanlage später mehr Knochenräume vorhanden sein müssen, dafür weniger spongiöser Knochen. Andererseits ist es auch bei den vorliegenden Präparaten eindeutig: Ist auf dem Muschelquerschnitt nur eine einzige Arterie mit einem Knochenraum sichtbar, so überwiegt in jedem Falle der spongiöse Knochen. Als Beweise dafür seien folgende Abbildungen angeführt: Eine Abbildung *Schumachers*[19] auf S. 303, ferner eine Abbildung *Kubos*[11] auf Tafel VII, Fig. 1; es zeigt sich überall das gleiche Bild: Nur eine Arterie, dafür reichlich spongiöser Knochen. Als Gegenbeispiele sollen Muscheln dienen, in denen sich mehrere Arterien mit Knochenräumen, aber wenig spongiöser Knochen findet (Abb. 16, 18). Das normalere sind sicher die Fälle mit mehreren Knochenräumen und Arterien, man hat jedoch bei den Fällen mit nur einer Arterie, solange der Knochenbau an sich ohne Störung sich vollzogen hat, keinesfalls die Berechtigung, von pathologischen Zuständen zu sprechen.

Diese Verhältnisse erscheinen erst wichtig bei allgemein bedingter Knochenatrophie; denn daß der Verlauf einer Atrophie und insbesondere ihre Auswirkungen auf die Schleimhautform bei den beiden verschiedenen Knochentypen sich verschieden gestalten werden, erscheint nach dem bis jetzt Beobachteten ziemlich sicher.

Mit dem Ende des 6. Embryonalmonats ist in der unteren Muschel kein Knorpel mehr zu finden.

3. Bindegewebsknochen. Daß nun noch eine dritte Möglichkeit der Knochenbildung in der unteren Muschel gegeben ist, zeigt Abb. 12.

Man sieht am unteren Rande der Abbildung einen senkrechten Schnitt durch einen Knochenraum mit zentral gelegener Arterie. Dieser Schnitt ist ganz in der Nähe der Öffnung des Knochenraums nach außen getroffen. Diese Öffnung wird sich beim Lebenden im Verlauf der nächsten drei Jahre noch verkleinern. Die Periostblätter der beiden aufeinander zustrebenden tertiären Knochenspangen sind hier schon zusammengeschmolzen, einige Schnitte weiter sind sie noch getrennt; man sieht die Öffnung eines Knochenraumes nach außen; einige Schnitte vorher ist der Knochenraum schon geschlossen. Das Fehlen des Knochens innerhalb der beiden zusammengeschmolzenen Endstücke der Periostduplikaturen hat nichts mit Atrophie zu tun. Dies beweisen die vielen mesenchymalen Zellen der beiden ineinander übergegangenen zellreichen Periostschichten und massenhafte Osteoplasten. Von dieser Berührungsstelle der beiden tertiären Knochenspangen sieht man auf der Abb. 12 eine Bindegewebsverdichtung im Bild nach oben ziehen. Diese Bindegewebsverdichtung zeigt etwa in ihrer Mitte eine Auflockerung: Hier bildet sich neuer Knochen und zwar auf Grund rein bindegewebiger Präformation.

Abb. 13 stammt von der anderen Seite des gleichen Präparates. Hier ist schon ein Stückchen neugebildeten Knochens sichtbar. Man sieht

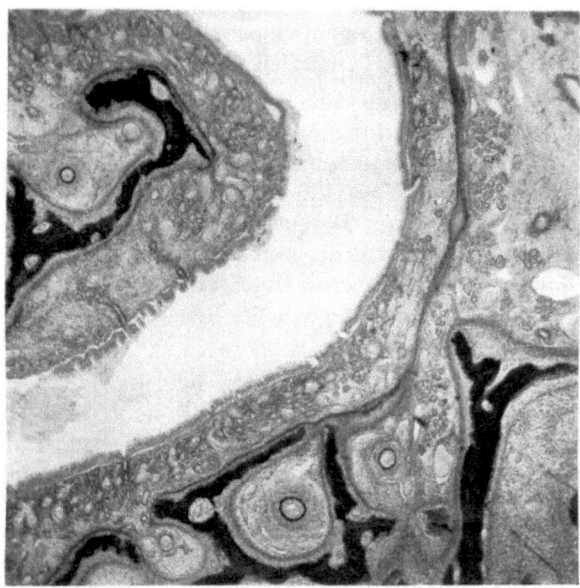

Abb. 12. Übergang der unteren Muschel in die seitliche Nasenhöhlenwand beim Neugeborenen (vgl. Abb. 16). Vergr. 27mal (Resorcin-Fuchsin nach *Weigert*).

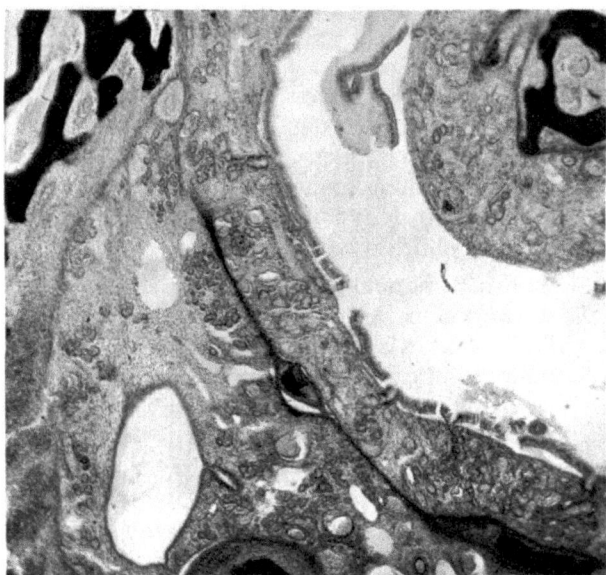

Abb. 13. Übergang der unteren Nasenmuschel in die seitliche Nasenhöhlenwand beim Neugeborenen. Vergr. 30mal (Resorcin-Fuchsin nach *Weigert*).

hier auch deutlich, wie die Bindegewebsverdichtung auf der einen Seite vom Periost des Muschelknochens ausgeht und auf der anderen Seite vom Periost des spongiösen Oberkieferknochens.

Es handelt sich also hier um ein rein bindegewebig präformiertes Knochenwachstum. Es findet sich nur an der Ansatzstelle der unteren Muschel und wird später zur knöchernen Begrenzung zwischen Kieferhöhle und Nasenhöhle. Wie jedoch die Abb. 12 und 13 zeigen, liegt dieser Knochen anfangs im Bereiche der unteren Muschel und muß als solcher wenigstens erwähnt werden. Für die Beurteilung eines normalen Knochens in der unteren Muschel hat er aber keine Bedeutung, da er, wie erwähnt, später außerhalb des Bereiches der unteren Muschel zu liegen kommt.

Beim *Neugeborenen* ist die Anlage des Knochengerüsts der unteren Muschel ausgebildet, wenn auch seine Gestalt noch nicht die definitive ist. Man kann hier das während des ganzen Lebens fortbestehende Wechselspiel zwischen Apposition durch Osteoplasten und Resorption durch Osteoklasten (in den *Howship*schen Lacunen) beobachten, wie es *Runge*[17] beschreibt. Das Bild der verästelten Knochenstruktur ist bei der normalen Entwicklung beim Neugeborenen gekennzeichnet durch das Vorhandensein primärer, sekundärer und tertiärer Knochenspangen, sowie durch das Vorhandensein von ganz oder teilweise knöchern umschlossenen Knochenräumen und spongiosaartigen Knochenbestandteilen.

c) Die Knochenstruktur.

Die *Struktur* des Knochens ist bis zum Beginn des 2. Lebensjahres unklar, es ist keinerlei bestimmte Lamellenanordnung zu erkennen. Lediglich ist bei der Färbung mit Säurealizarinblau der Unterschied zwischen schon länger vorhandenem Knochen und frisch angebautem und osteoidem Knochen zu erkennen. Vom 2. Lebensjahr ab kann man erkennen, daß z. B. von den Spongiosahöhlen her neuer Knochen in Form von Lamellen gebildet wird (Abb. 14).

An den einfachen Knochenspangen findet auch etwa vom 2. Lebensjahre ab die Apposition in Form frisch angelegter, mehr oder minder langer Lamellen statt. Aus breiteren Knochenstellen werden von Spongiosahöhlen aus vielfach spongiosaartige Balken herausgeschnitten. An diesen Abgangsstellen der neuen Spongiosabalken sind also vorher in gleicher Richtung verlaufende Lamellen angefressen. Durch zirkulären Neuanbau von Lamellen von den Spongiosaräumen aus können so an den Abgangsstellen neuer Spongiosabalken Lamellensysteme entstehen, die senkrecht zu den alten verlaufen. Man kann so aus der Struktur des Knochens leicht feststellen, was neuer und alter Knochen ist. Außerdem kann man sich ein Bild über die letzte Entstehungsweise des Knochens machen.

Die Struktur des Knochens bleibt während des ganzen Lebens die gleiche. Nur bei atrophischen Prozessen ist sie besonders im Bereiche der Knochenspangen teilweise sehr verwischt. Osteone (Knochenröhrchen mit *Havers*schen Kanälen) konnten nur in einem Falle an einer besonders dicken Knochenstelle vereinzelt nachgewiesen werden. Es ist möglich, daß es sich dabei um vereinzelte kleine, ehemalige Spongiosaräume handelt, die ohne entsprechende Resorption von außen durch fortwährendes Ansetzen neuer Lamellen von innen sich so sehr verkleinert haben, daß sie als *Havers*sche Kanäle imponieren. Es wird

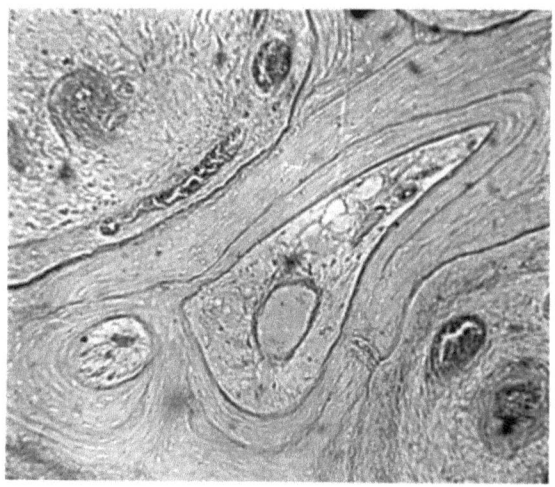

Abb. 14. Spongiosaraum aus dem unteren Muschelknochen eines Erwachsenen.

sich in diesem Falle um eine Art Knochenhyperplasie handeln, die ihren Grund in einem Mißverhältnis zwischen Apposition und Resorption hat.

d) Die Spongiosaräume.

Das bei der ersten Knochenentwicklung durch die oben beschriebenen Knochenlücken vordringende Mesenchymgewebe hat die Knorpelzellen und das teilweise verkalkte Knorpelgrundgewebe resorbiert. Durch endostale Osteoplastentätigkeit und durch das Annagen von schon bestehendem Knochen durch Osteoklasten sind also die Spongiosaräume (Abb. 9, *g*, 10, *d*) entstanden, die nach *Hammar*[8] mit primärem Knochenmark ausgefüllt sind. Wie schon erwähnt, glätten sich die unregelmäßig ausgenagten Umrisse der Höhle bald durch endostale Knochenbildung in Lamellenform (Abb. 14). Die Höhlen enthalten weit voneinander zerstreute, spindel- oder sternförmige Zellen mit langen verzweigten Ausläufern, dazwischen reichlich homogene Zwischensubstanz (mesenchymale Grundsubstanz) und weite sehr dünnwandige Gefäße (Sinusoide).

Der normale und der atrophische Knochen der unteren Nasenmuschel. 97

Kollagene oder elastische Fasern sind hier auch beim Erwachsenen nicht zu finden.

Dieser so beschriebene Zustand des primären Markgewebes bildet nun in den Spongiosaräumen nicht etwa die Grundlage für eine kurz nach der Entstehung einsetzende Myelopoese, wie das sonst der normale Entwicklungsgang des Knochenmarks z. B. in der nachbarlichen Maxilla ist, sondern dieser Zustand ist ein bleibender, man findet diese primären Knochenmarksräume in diesem Zustande auch im extrauterinen Leben, bis das allgemeine Wachstum des Organismus aufhört. Es ist lediglich festzustellen, daß die weiten Sinusoide zur Zeit der Geburt noch ziemlich klein sind und noch zu mehreren in einem Spongiosaraum vorkommen können. Betont sei aber, daß das in den Spongiosaräumen liegende Gewebe stets selbst Jahrzehnte nach der Geburt seinen anfänglichen Gewebscharakter nicht verändert. Dieses Gewebe trägt den Charakter embryonalen Füllgewebes, das mit reichlich homogener Zwischensubstanz durchsetzt ist und ohne Einlagerungen von kollagenen oder elastischen Fasern bleibt. Die außerordentlich weiten Sinusoide behalten ihre dünne Wand das ganze Leben über; diese Wand besteht meist nur aus Endothel, das manchmal noch von einzelnen Bindegewebszellen mit spärlichen kollagenen Fasern umspannt ist. Bei dem normal gebauten Spongiosaknochen des Erwachsenen liegt in jedem Spongiosaraum nur ein Sinusoid, zwischen die anfänglichen Aufzweigungen der Sinusoide in den zuerst größeren Spongiosaräumen sind Knochenbalken eingewachsen. Findet man also beim Erwachsenen Spongiosaräume mit mehreren Sinusoiden, deren Trennung nicht wenigstens durch Knochenvorsprünge angedeutet wäre, so kann man ohne weiteres auf eine Atrophie des Knochens schließen. Die dem Periost anliegenden Spongiosaräume können bis etwa zum 20. Lebensjahr breitere Öffnungen zum Periost haben. Von da ab sind in der normalen Muschel diese Verbindungen nicht mehr festzustellen und ihr Vorkommen in den späteren Lebensaltern ist daher beweisend für eine Atrophie des Knochens. (Solche zum Periost hin offenen Spongiosaräume lassen sich auch an anderen spongiösen Knochen, z. B. an den Enden der Endphalangen der Finger und Zehen von Jugendlichen beobachten.) (Von besonderer Bedeutung sind die verschiedentlich beschriebenen Knochenatrophien bei Überfunktion des Hypophysenvorderlappens (Adenome). An den Wirbelkörpern treten ebenfalls Öffnungen des spongiösen Knochens zum Periost hin auf, so daß es zu cystenartigen Knochenatrophien kommt, in die das Zwischenwirbelgewebe eindringen kann. Man spricht dabei von sog. ,,Wirbelhernien".) An den Stellen, wo die Spongiosaräume in der Zeit des Wachstums Lücken zum Periost haben, ist die Differenzierung der mesenchymalen Zellen weiter fortgeschritten, was sich unter anderem aus der Färbbarkeit ihrer Produkte, wie kollagener Fasern ersehen läßt. Sobald sich jedoch die Räume geschlossen haben, ist von elastischen und kollagenen Fasern nichts mehr zu sehen. Die spongiösen Knochenteile sind nicht einzeln, sondern nur in ihrer Gesamtheit von Periost überzogen, wie der Knochen der angrenzenden Maxilla beim Neugeborenen; Periost ist also in den Spongiosaräumen nicht anzutreffen.

Mit dem Aufhören des allgemeinen Wachstums, also etwa um das 20. Lebensjahr, kann man in den primären Markräumen des spongiösen Muschelknochens das Auftreten einzelner Fettzellen beobachten. Im Laufe der Jahre nehmen diese Fettzellen an Menge zu. Man könnte nun annehmen, hier bilde sich gelbes Fettmark, was auch Kubo[11] behauptet hat. Das Stadium des roten Knochenmarks müßte hier einfach übergangen worden sein. Nach eigenen Beobachtungen muß festgestellt werden, daß man hier von einem regelrechten Fettmark nicht sprechen kann; denn selbst wenn die Spongiosaräume noch so reich an Fettzellen sind, wie das besonders im hohen Alter zu beobachten ist, bekommen sie doch nicht den Charakter echten Fettmarks. Das embryonale Füllgewebe ist stets in ausgedehntem Maße noch vorhanden, außerdem fehlt das für das normale Fettmark typische Reticulum.

Eine Bildung von rotem Knochenmark konnte auch bei schwereren kachektischen oder anämischen Krankheitsbildern nicht beobachtet werden.

e) Die Knochenräume.

Die *Knochenräume* (Abb. 9, *f*, 10, *c*, 11, *a*, 12) unterscheiden sich allein schon durch ihre Periostauskleidung sehr wesentlich von den eben beschriebenen primären Markräumen des spongiösen Knochens oder den Spongiosaräumen. Sie kommen in ihrer Art im menschlichen Körper sonst nicht vor. Es ist notwendig, ihre Hauptmerkmale in normalem Zustande, besonders gegenüber den Spongiosaräumen zu beschreiben, da dies für die Erkennung krankhafter Zustände des Knochens unbedingt wichtig ist.

Der grundlegende Unterschied in der Entstehung der Knochenräume gegenüber der der Spongiosaräume ist im entwicklungsgeschichtlichen Abschnitt oben ausgeführt. Durch die Tatsache, daß die sekundären Knochenspangen knorpelig präformiert sind und der Verschluß der Knochenräume durch periostales Wachstum bzw. durch Fortsatztreibung der Enden der sekundären Knochenspangen vor sich geht, findet die Auskleidung der Innenseite der knöchernen Begrenzung eines Knochenraumes mit Periost seine Erklärung. Diese Knochenräume haben in ihrem Verlaufe stets Öffnungen zum Gewebe der Schleimhaut der Muschel, wie die Durchsicht der Präparate, sowie die Ansicht eines Macerationspräparates des Muschelknochens ohne weiteres ergibt. Diese Buchten oder Öffnungen im Knochen dieser Räume dienen dem Durchtritt von Gefäßabzweigungen von den großen Muschelarterien, die in der normalen Muschel stets innerhalb der Knochenräume liegen. Die Öffnungen sind bei der normalen Muschel nicht allzu sehr ausgedehnt.

Bei der Innenauskleidung der Knochenräume mit Periost darf man nun keineswegs von Endost sprechen, denn wenn auch viele Querschnitte von den längsverlaufenden, zapfenförmigen Knochenräumen innen einen in sich geschlossenen Periostring zeigen (Abb. 16, 18), so weisen Serienschnitte bald eine Öffnung des betreffenden Knochenrings nach außen auf. Es handelt sich also hier immer nur um ein Einstülpen, bzw. Weiterwachsen des ursprünglich auf der primären Knorpelspange glatt aufliegenden Perichondriums. Aus dieser Tatsache kann man sich auch ohne weiteres erklären, daß an den vielen Stellen, an denen Knochenräume nach außen offen sind, die sich gegenüber liegenden Periostblätter der tertiären Knochenspangen beim normalen nicht atrophischen Knochen nie zusammengewachsen sind, außer es findet eben die Vereinigung zweier tertiäter Knochenspangen statt; im letzteren Falle ist jedoch immer reichliche Osteoplastentätigkeit festzustellen (Abb. 12).

In den Knochenräumen finden sich Fettzellen bei normalen Verhältnissen nicht. In den Fällen, bei denen sie sich dennoch am Rande vereinzelt zeigen, handelt es sich stets um eine Atrophie des anliegenden spongiösen Knochens, um die Eröffnung eines ehemals knöchern begrenzten Spongiosaraumes, in welchem diese Fettzellen lagen. In den Knochenräumen finden sich außer je einer Arterie einzelne Venen und Nerven. Liegen zwei größere Arterien in einem Knochenraum, so handelt es sich bei normalem Knochen um eine Verzweigungsstelle einer Arterie (Abb. 18). Bei Betrachten der Serienschnitte von der Verzweigungsstelle weg finden sich die beiden Arterien bald isoliert in je einem Knochenraum.

f) Das Periost.

Das Periost zeigt auch beim Erwachsenen an der Nasenmuschel nicht das Bild, wie es sich etwa am Röhrenknochen bietet, sondern die während des ganzen Lebens bestehende appositionelle und resorptive Tätigkeit des Periosts läßt stets klar eine innere zellreiche Schicht und eine äußere faserreiche Schicht erkennen. In der zellreichen Schicht befinden sich die Osteoplasten und Osteoklasten, sowie ihre mesenchymalen Vorstufen und Capillaren. Man könnte diese zellreiche Schicht, die also in allen Lebensaltern als normaler Befund vorhanden ist, mit der Cambiumschicht des Periosts, wie sie bei regeneratorischen Prozessen an allen anderen Knochen des menschlichen Körpers vorkommt, vergleichen. Die äußere Faserschicht besteht aus reichlichen, parallel zur Knochenoberfläche verlaufenden elastischen und kollagenen Fasern, die strahlenförmig in das umliegende Gewebe auslaufen. Und hiermit ist ein weiterer Unterschied zwischen den Spongiosa- und Knochenräumen gegeben: Die letzteren enthalten reichliche untereinander locker verbundene kollagene Fasern, die von feinen elastischen Fasern durchsetzt sind. Die Färbbarkeit dieser Fasern nimmt mit dem Alter zu. In den Spongiosaräumen dagegen findet sich nichts von Fasern, der Charakter des embryonalen

Füllgewebes bleibt erhalten, auch wenn sich etwa von den zwanziger Jahren ab Fettzellen einlagern.

Zusammenfassung des I. Teiles.

Im 2. Fetalmonat entstehen im embryonalen Gewebe zwischen Schleimhautoberfläche und der primären Knorpelspange die in der Muschel längs verlaufenden größeren Arterien. Nach ihnen richtet sich die Entwicklung der sekundären Knorpelspangen (später sekundäre Knochenspangen). Der Knochen ist in der Hauptsache knorpelig präformiert. Der *spongiöse Knochen* entwickelt sich stets im Bereiche der Ansatzstelle der unteren Muschel an die seitliche Nasenhöhlenwand, an den Teilungsstellen der sekundären Knorpelspangen und dort, wo in der knorpeligen Präformierung plumper oder wenig aufgeteilter Knorpel vorhanden war.

Die *Knochenspangen* entstehen durch Verknöcherung der primären und sekundären Knorpelspangen, die tertiären durch Fortsatztreibung der sekundären. Die Dicke einer normalen Knochenspange schwankt beim Kind wie beim Erwachsenen zwischen 70 und 120 μ.

Die *Struktur* des Knochens ist bis zum Ende des 1. Lebensjahres faserig, geflechtartig, von da ab rein lamellär ohne Kanalsystem (Osteome, *Volkmann*sche Kanäle). Während des ganzen Lebens besteht ein ständiges Sichergänzen von Knochenan- und -abbau. Die tertiären Knochenspangen sind bis zum 3. Lebensjahr daran zu erkennen, daß an ihren Enden die Lamellen im Frontalschnitt senkrecht zur Verlaufsrichtung der Spange stehen.

In den *„Spongiosaräumen"* liegt vom 2. Lebensjahr ab nur je 1 Sinusoid. Außerdem besteht ihr Inhalt aus spindeligen oder sternförmigen Zellen, die durch dünne Zellfortsätze locker miteinander verbunden sind; kollagene oder elastische Fasern fehlen. Ein Stadium des roten Knochenmarks ist in den Spongiosaräumen nicht festzustellen. Vom 20. Lebensjahr ab sind die Spongiosaräume, die in ihrem jeweiligen Gesamtverband von Periost überzogen sind, gegen das Periost hin geschlossen. Von dieser Zeit ab können Fettzellen in dem lockeren Gewebe auftreten.

Die *„Knochenräume"* entstehen durch Verknöcherung der primären und sekundären Knorpelspangen. Sie schließen sich gegen die Schleimhaut der Muschel durch das Wachstum tertiärer Knochenspangen. Innen sind die Knochenräume von Periost ausgekleidet und enthalten stets eine größere Arterie (in der Nähe der Arterienabzweigung natürlich zwei). einige Venen und gelegentlich auch Nerven. Das übrige Gewebe ist zum Unterschiede von den Spongiosaräumen sehr zellarm, aber reich an elastischen und kollagenen Fasern. In der normalen Muschel entspricht im frontalen Schnittbild die Zahl der größeren Arterien der Zahl der Knochenräume. Eine größere Arterie liegt nie außerhalb eines Knochenraums. Fettzellen kommen in den Knochenräumen nicht vor.

Das *Periost* läßt während des ganzen Lebens eine innere zellreiche und eine äußere faserreiche Schicht erkennen; letztere besteht aus dichten elastischen und kollagenen Fasern. An den Stellen, wo die Umschlagstellen zweier Periostduplikaturen von tertiären Knochenspangen zusammengewachsen sind, finden sich immer massenhaft Osteoplasten und indifferente mesenchymale Zellen.

II. Teil.
Der atrophische Knochen der unteren Nasenmuschel.

Nachdem die Anhaltspunkte gewonnen sind für die Beurteilung eines normalen Knochens in der unteren Nasenmuschel, soll der Versuch gemacht werden, an Hand von Fällen aus dem vorliegenden Material Möglichkeiten von primären Anlagefehlern, sowie von Schädigungen des Knochens durch Allgemeinkrankheiten und ihre Erkennung festzustellen.

a) Anlagefehler des Knochens.

Daß die Aufteilung des Knorpels und damit die erste Form des Knochens von der Anlage der Arterien abhängig ist, wurde im ersten Teil schon ausgeführt. Die Anlage einer besonders kleinen primären Knorpelspange ist gut denkbar und kann zusammen mit einer minderwertigen Arterienanlage an einem Falle (486/36) gezeigt werden. Wenn *Zuckerkandl* behauptet, bei vielen Hunderten von Neugeborenen und Embryonen niemals auch nur eine Spur einer rudimentären Nasenmuschel vorgefunden zu haben, so mag dies ein Zufall gewesen sein, denn bei Fall 486/36 handelt es sich einwandfrei um eine minderwertige Anlage (Zeichen einer Atrophie sind nicht festzustellen!).

Fall 486/36. Neugeborenes. (Abb. 15. Zum Vergleich ist auf Abb. 16 ein normaler Knochenbefund beim Neugeborenen abgebildet.) Wenn auch sonst beim Neugeborenen die untere Muschel nie größer ist als die mittlere, so fällt auf Abb. 15 doch sofort die Kleinheit der unteren Muschel mit ihrem im Aufbau zurückgebliebenen Knochen auf, besonders im Vergleich zur mittleren Muschel, die sehr gut entwickelt ist. Der Knochen besteht aus zwei Spangen, die die Tendenz zu spongiösem Wachstum zeigen. Außerdem ist nur eine Arterie sichtbar. Es handelt sich also um eine hier von vornherein kleine Knorpelspange, die bei schlechter Arterienaufzweigung eine ganz plumpe Aufteilung erfahren hat. Über die Frage des Grundes der minderwertigen Anlage der primären Knorpelspange und der Arterien ließen sich viele Betrachtungen anstellen, die man aber nicht beweisen kann. Möglich ist, daß die mächtig entwickelte mittlere Muschel die untere in der Entwicklung gehindert hat, denn daß sie der unteren in der Entwicklung voraus war, sieht man am ganzen Aufbau. (Von den zwischen den Muscheln sichtbaren Zwischenräumen darf man sich nicht irreführen lassen, da sie durch die Schrumpfung des Gewebes in Celloidin entstanden sind.) Die Prognose, die sich für das weitere Wachstum dieses Knochens stellen ließe, wäre nicht gut. Höchstens könnten noch einige tertiäre Knochenspangen in die

Peripherie getrieben werden. Sehr viel würde sich aber an dem Gesamtbild des Knochens bei der mächtig entwickelten mittleren Muschel nicht ändern.

Wie sehr nun eine normale Anlage des Knochens bzw. Knorpels in der unteren Muschel für den später auszufüllenden Raum vonnöten ist, mögen die folgenden Hinweise auf das Wachstum der Nasenhöhle während der Wachstumsjahre erhellen.

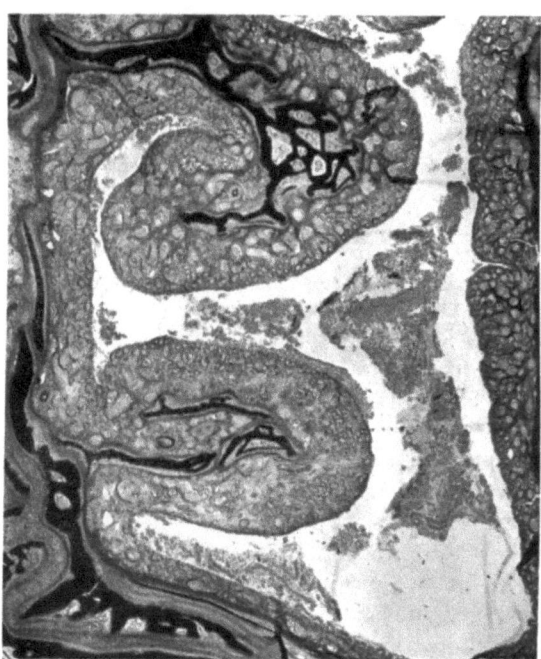

Abb. 15. 486/36. Neugeborenes. Schlechte Anlage des Knochens der unteren Nasenmuschel. *Weigerts* Elasticafärbung. Vergr. 14mal.

Broman[1] schreibt in dem Kapitel ,,Postembryonale Entwicklung der Nasenhöhle": Beim neugeborenen Kinde ist der Ethmoidalteil der Nasenhöhle doppelt so hoch als der Maxillarteil. Die Choanen sind sehr niedrig, aber relativ breit. Der untere Nasengang ist unwegsam und wird erst im 3. Lebensjahre wegsam; bis zum 7. Lebensjahre bleibt er aber sehr eng, eine Tatsache, deren Kenntnis bei gewissen operativen Eingriffen von praktischem Wert sein kann. Von dieser Zeit ab nimmt der Maxillarteil der Nasenhöhle stark an Höhe zu, so daß er beim Erwachsenen dieselbe Höhe wie der Ethmoidalteil besitzt. Gleichzeitig wird der untere Nasengang geräumig.

Daß der Oberkiefer sich hierbei relativ stark nach unten ausdehnt, wird aus den verschiedenen Lagebeziehungen des Gaumens zur pharyngealen Tubenmündung ersichtlich. Diese Mündung liegt nämlich beim menschlichen Embryo unter dem Gaumen, beim Neugeborenen in dessen Höhe und beim Erwachsenen über dem Gaumen (in der Höhe der Concha inferior).

Gleichzeitig mit dieser scheinbaren Aufwärtswanderung der Tubenmündung werden die Choanen höher.

Nach eigenen Messungen kann die Höhe der Nasenhöhle des Erwachsenen bis zu $3^{1}/_{2}$mal so hoch sein wie beim Neugeborenen, die Breite verdoppelt sich nur. Da nun das Wachstum hauptsächlich vom maxillaren Teil ausgeht, kann man sich ungefähr vorstellen, wie bedeutend die Veränderung der Raumverhältnisse für die untere Muschel ist.

Aus dieser Darstellung ist zu ersehen, wieviel Raum der mittleren und oberen Muschel von Anfang an zusteht und wie beschränkt er für die untere Muschel ist. Der vom 7. Lebensjahre eintretende Raumüberschuß verlangt also unbedingt eine normal angelegte Muschel; für die Ausfüllung des im Bereiche der mittleren Muschel im 7. Lebensjahre auftretenden Raumüberschusses sorgen die Siebbeinzellen, vor allem die Bulla ethmoidalis, im Bereiche der unteren Muschel ist jedoch mit einem derartigen Faktor nicht zu rechnen. Bei schlechter Anlage also ragt vom 7. Lebensjahre ab ein kleines Gebilde in einen unverhältnismäßig großen Raum. Daß derartige Verhältnisse auf die Gestaltung der Schleimhaut einen maßgebenden Einfluß ausüben, erscheint einleuchtend; genauere Angaben darüber sollen späteren Untersuchungen vorbehalten bleiben. Wichtig erscheint in diesem Zusammenhang die Tatsache, daß bei klinisch genau beobachteten Ozaenakranken die ersten Erscheinungen von seiten der Nase vielfach im 7. Lebensjahre aufgetreten sind (z. B. *Cholewa* und *Cordes*).

Diese rein anlagemäßig bedingte Minderwertigkeit des Knochens der unteren Nasenmuschel scheint nun in der Tat sehr selten zu sein, sehr oft kommt dagegen in den ersten Jahren eine Hemmung des Wachstums des Muskelknochens vor durch Rhachitis oder Ernährungsmangel (Dystrophie, Atrophie).

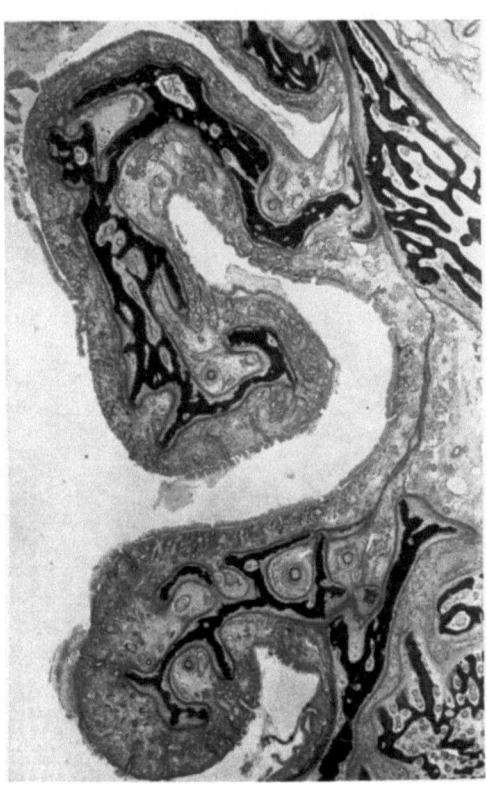

Abb. 16. 477/36. Neugeborenes. Normale Anlage des Knochens. In der unteren Muschel primäre, sekundäre und tertiäre Knochenspangen. *Weigerts* Elasticafärbung. Vergr. 12mal.

b) *Der Knochen bei Ernährungsmangel.*

Je früher diese Erkrankung im Kleinkindesalter den Organismus trifft, desto schwerer sind selbstverständlich die bleibenden Veränderungen am Knochen, denn es hört nicht nur das Wachstum des Knochens auf, sondern die schon bestehenden Knochenspangen können weitgehend resorbiert werden.

Das ausgesprochene Bild für die Frühatrophie des unteren Muschelknochens stellt eine Abbildung *Kubos*[11] (Tafel XII, Abb. 3) dar. Es handelte sich um ein 6 Wochen altes Kind, das an Ernährungsmangel gestorben ist.

Es findet sich nur spongiöser Knochen, keine tertiären Knochenspangen. Die großen Arterien liegen frei im Schleimhautgewebe, zwischen ihnen sieht man dichte Elasticazüge in das übrige Gewebe der Nasenmuschel ragen. Einen dichten Elasticazug sieht man über einen ehemaligen Knochenraum ziehen.

Epikrise: In der normalen Muschel eines 6 Wochen alten Kindes kommen diese dichten, in das Schleimhautgewebe ragenden Elasticazüge nicht vor. Es handelt sich hier vielmehr um Reste der Faserschichten ehemaliger Periostduplikaturen, die die tertiären Knochenspangen umhüllt haben. Der Knochen zwischen diesen ehemaligen Periostduplikaturen ist geschwunden. Besonders deutlich ist der Schwund der tertiären Knochenspangen über dem ehemaligen Knochenraum mit der zentral liegenden Arterie, denn eine Knochenraumöffnung ist normalerweise niemals von einer auch noch so dünnen Elasticaschicht überzogen, geschweige denn von einer so dichten wie auf der Abbildung. Soviel sich aus den Resten der tertiären und sekundären Knochenspangen sagen läßt, handelt es sich um einen ursprünglich ganz normal angelegten Knochen.

Ohne daß man nun an diesem Bilde Einzelheiten, wie Knochenstruktur, Osteoplasten- und Osteoklastentätigkeit beobachten kann, ist es möglich, nach Kenntnis des normalen Knochens die Diagnose einer ziemlich hochgradigen Knochenatrophie zu stellen, und zwar hauptsächlich aus dem Verhalten der Arterien und den auffallenden Elasticabefunden. *Der Unterschied, der zwischen einer rein anlagemäßig bedingten Minderwertigkeit des Knochens und einer durch Krankheit bedingten Atrophie besteht, liegt also darin, daß man bei der Atrophie besonders in den ersten Jahren stets Reste des Periosts ehemaliger tertiärer Knochenspangen sieht, die als dichte, im Gewebe der Schleimhaut liegende Elasticazüge imponieren, die sich sonst in der jugendlichen normalen Schleimhaut nicht finden.*

c) Der Knochen bei Rhachitis.

Es folgt nun die Beschreibung zweier Fälle mit der klinischen Diagnose Rhachitis. Bei beiden erfolgte der Exitus an einer Lobulärpneumonie.

Fall 142/36. 1¼jähriges ♀. Rhachitis.

Die unteren Muscheln sind von einer altersentsprechenden Größe. Es finden sich in normalem Verhältnis spongiöser Knochen und einfache Knochenspangen. Auffallend ist bei der *Weigert*schen Resorcin-Fuchsin-Färbung die verschieden intensive Färbung des Knochens. Einzelne Lamellen färben sich, wie normal, dunkelviolett. Zwischendurch sind aber einzelne Züge nur hauchartig gefärbt. Der Knochen ist an den

Stellen der Resorption stark angenagt, oft durch die ganze Breite des Knochens hindurch; Osteoklasten sind nur vereinzelt zu sehen, Osteoplasten sind stellenweise massenhaft vorhanden. An manchen Stellen liegen sie epithelartig einer neben dem andern, man sieht an diesen Stellen neugebildeten Knochen, der jedoch nicht die Färbung wie der alte Knochen annimmt, sondern vollkommen blaß bleibt. Die Stellen der Apposition finden sich nicht, wie bei der normalen Muschel überall auf der Gegenseite der Resorption, sondern nur ganz vereinzelt.

Die Knochenspangen sind wohl noch erhalten, aber ihr Zustand ist stark reduziert. Die Breite der Spangen beträgt hier durchschnittlich nur 20 μ. An den Enden sind die Spangen derart angenagt, daß sie stellenweise nur noch von einer Lamelle zusammengehalten werden. Ein Wachstum der tertiären Knochenspangen hat in letzter Zeit hier nicht stattgefunden, was an den Enden aus den zum Verlauf der Spangen senkrecht verlaufenden, frischen Knochenlamellen zu ersehen wäre. Der spongiöse Knochen ist eben-

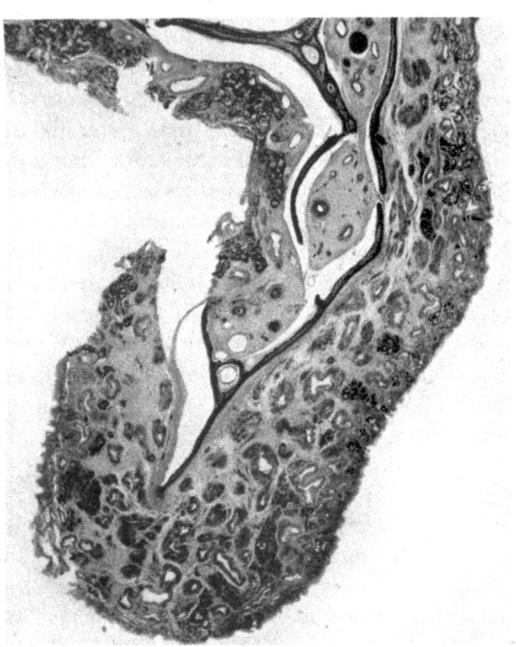

Abb. 17. 59/36. 8½jähr. ♀. Rachitis. Stark atrophischer Knochen. Hämatoxylin-Eosinfärbung. Vergr. 12mal.

falls in seinem Zustande stark reduziert. Er ist so weitgehend resorbiert, daß von einer Tendenz zur Bildung von Markräumen nichts mehr zu erkennen ist. Es sind teilweise nur noch Knochenfragmente, die innerhalb des Periosts zwischen Sinusoiden verstreut liegen. Ganz vereinzelt sind solche Fragmente untereinander durch frische Knochenlamellen verbunden. Diese frischen Lamellen haben keine Färbung angenommen. Die Markräume haben breite Verbindungen zum Periost und enthalten meist mehrere Sinusoide.

Die zellreiche Schicht des Periosts ist besonders auf den Seiten der Resorption auffallend dick, trotzdem enthält sie weniger Zellen als beim normalen Knochen, was besonders merkwürdig erscheint. Sie enthält vorwiegend spindelige und sternförmige, ziemlich locker untereinander verbundene Zellen mesenchymaler Herkunft und reichlich weite

Capillaren. Die großen Arterien liegen alle normalerweise in einem Knochenraum.

Fall 59/36. 8½jähriges ♀. Rhachitis. (Abb. 17. Zum Vergleich ist auf Abb. 18 ein normaler Knochenbefund des gleichen Alters abgebildet.)

Es findet sich das gleiche Bild wie bei Fall 142/36. Nur sind hier die Osteoklasten noch etwas zahlreicher, die tertiären Knochenspangen sind teilweise ganz geschwunden, wie die in das Schleimhautgewebe ragenden Periostreste zeigen. Der Knochen der Spongiosaräume ist teilweise derart resorbiert, daß ehemalige Spongiosasinusoide (sie sind als solche an ihrer schwachen Wandung zu erkennen, die sonst an Gefäßen der Nasenmuscheln nicht vorkommt) teilweise in Knochenräume, teilweise in das übrige Gewebe der Nasenmuschel zu liegen kommen. Die noch stehen gebliebenen Knochenspangen sind nur noch ungefähr 40 μ breit.

Epikrise: Die Beurteilung kann für beide Fälle trotz des erheblichen Altersunterschiedes zusammengefaßt werden. Die verschieden intensive Knochenfärbung mit *Weigert*scher Resorcin-Fuchsinlösung liegt wohl in dem verschiedenen Kalkgehalt des Knochens

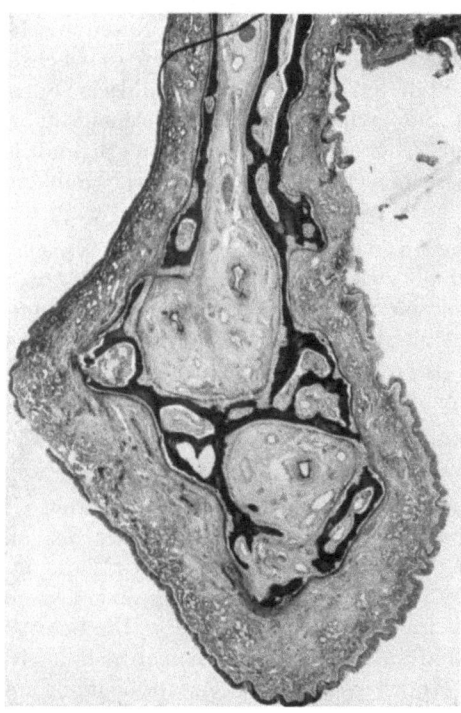

Abb. 18. 9jähr. ♀. Normaler Knochenbefund. *Weigert*s Elasticafärbung. Vergr. 15mal.

begründet. Bei dem nur stellenweise neu angelegten Knochen handelt es sich um osteoiden Knochen, der hier oft bis zu 5 Lamellen erreicht, während er am normalen Knochen in der Dicke von einer bis höchstens zwei Lamellen zu finden ist. Der Zellbefund in der zellreichen Schicht des Periosts ist besonders bei Fall 142/36 nicht für eine floride Rhachitis typisch, aber man kann doch an den massenhaften *Howship*schen Lacunen sehen, daß hochgradigster Knochenabbau stattgefunden hat, der hier ziemlich im Endstadium ist, ohne daß besonderer Anbau stattgefunden hätte. Aus dem bei beiden Fällen einsetzenden Akt der vorwiegenden Apposition, der sich im Ansetzen von durchwegs osteoidem Knochen äußert, kann man vielleicht schließen, daß es bei Heilung des Falles 142/36 wieder zu einer normalen, vielleicht sogar hypertrophischen Form des Knochens hätte kommen können, bei Fall 59/36 aber war die Atrophie des Knochens schon soweit fortgeschritten, daß in diesem Fall auch bei Heilung der bestehenden Rhachitis ein dauernder Knochendefekt zurückgeblieben wäre. Denn daß sich innerhalb der verzogenen zellosen Periostreste wieder Knochen bilden sollte, erscheint nach dem histologischen Bild unwahrscheinlich. Desgleichen können Sinusoide ehemaliger Markräume, die infolge der Knochenatrophie in das übrige Gewebe der Nasenmuschel verlagert sind, wohl nicht mehr nachträglich von Knochen umwachsen werden. Der Knochen von Fall 59/36 hat die typisch atrophische Form, wie sie bei der Hyperplasie der Schleimhaut des Erwachsenen oft zu finden ist (Abb. 20). Nach dem erhobenen histologischen Befund ist auch hier eine Auswirkung der Knochenatrophie auf die spätere Schleimhautgestaltung unverkennbar.

Es muß außerdem betont werden, daß für die Aufstellung typischer Zellbefunde, was das Wechselspiel zwischen Osteoplasten und Osteoklasten betrifft, für jede Krankheit umfangreichere Untersuchungen vorgenommen werden müssen als sie das vorliegende Material gestattet, denn diese speziellen Befunde werden sich in den verschiedenen Phasen einer Krankheit ganz verschieden verhalten.

Es läßt sich an diesen beiden Fällen feststellen, daß durch Rhachitis dem Knochen der Nasenmuschel erheblicher Schaden zugefügt werden kann.

Im folgenden werden nun einige Krankheitsgruppen betrachtet, die mit kachektischen Zuständen oder schwerer Beeinträchtigung des allgemeinen Gesundheitszustandes einhergehen. Es sind dies 4 Fälle mit Tuberkulose, 3 Fälle mit Syphilis, 3 Fälle mit Erkrankung innersekretorischer Drüsen, 5 Fälle mit Krebs und 5 Fälle hohen Alters. Die Schwere der Schädigung oder des krankhaften Prozesses am Knochen läßt sich nur durch die Beobachtung des Knochens selbst im Zusammenhang mit seinen Anhangsgebilden erkennen; denn, wie die Untersuchungen ergeben haben, verhalten sich die Osteoklasten- und Osteoplastenbefunde ganz verschieden, in keiner Weise bei jedem Krankheitsbild gleich oder wenigstens typisch. *Am Knochen selbst läßt sich das Bild der Erkrankung in seiner jeweiligen Schwere feststellen, während die Knochenbildungs- und Freßzellen höchstens Hinweise auf das Stadium oder den Ablauf der jeweilig sich vollziehenden Knochenschädigung geben können.* Eine genauere Auseinandersetzung mit diesen letzteren Befunden würde deshalb zu weit und zu keinem Ergebnis führen, weshalb sie weniger berücksichtigt werden sollen. Es kommt darauf an, Knochenschädigungen festzustellen und die Möglichkeiten ihrer Erkennung.

Der Kürze halber werden die einzelnen Krankheitsgruppen kritisch zusammen betrachtet, wobei natürlich auffallende Einzelheiten Erwähnung finden werden.

d) Der Knochen bei Tuberkulose.

Fall 99/36. 6¹/₂ Monate alter ♂. Schwere primäre Tuberkulose der Lungen und peribronchialen Lymphknoten. Miliartuberkulose.

Befund: Es sind keine tertiären Knochenspangen zu sehen, auch nicht Reste davon. Reichlich osteoider Knochenanbau. Sonst normaler Befund.

Fall 17/36. 21jähriger ♂. Lungen, Kehlkopf- und Darmtuberkulose.

Befund: Größere Arterien liegen im Gewebe der Schleimhaut zwischen scheinbaren Schwellgewebslacunen, die in der Nähe der Knochenreste liegen und eine Wandung wie die Sinusoide aufweisen. Dichte Elasticazüge liegen zwischen dem Schwellgewebe. Die meisten Spongiosaräume haben breite Verbindungen zum Periost, das stellenweise von ehemaligen Sinusoiden teilweise durchbrochen ist. Das Periost macht an diesen Stellen überhaupt einen sehr atrophischen Eindruck. Keine tertiären Knochenspangen mehr sichtbar. Die Knochenspange, die zur seitlichen Nasenhöhlenwand führt, ist vollkommen geschwunden. Man sieht nur noch die zwei Faserplatten des ehemaligen Periosts aneinanderliegen. Zwischen diesen Platten liegen wenig Zellen mit langen spindeligen Kernen und kollagene Bindegewebsfasern. Bei diesen Zellen handelt es sich wahrscheinlich um Fibroplasten, die zellreiche Schicht des Periosts ist in einer fibrösbindegewebigen Entartung begriffen. Die Dicke der noch bestehenden Knochenspangen beträgt bis zu 40 μ.

Fall 19/36. 25jähriges ♀. Lungen-, Kehlkopf- und Darmtuberkulose. Es findet sich in den Einzelheiten das gleiche Bild wie bei Fall 17/36.

Fall 92/36. 34jähriger ♂. Lungen- und Trachealtuberkulose.

Auch hier wieder in den Einzelheiten das gleiche Bild. Auffallend ist, daß stellenweise mehrere ehemalige Spongiosaräume, die nebeneinander liegen, zum inneren Periost eines ebenfalls schwer in seinem Knochen geschädigten Knochenraums hin vollkommen frei liegen. Man sieht dabei deutlich wie die Fasern des ehemaligen Periostes zugrunde gehen und stellenweise sogar schon durchbrochen bzw. vollkommen aufgelöst sind.

Epikrise: Der Befund bei Fall 99/36 ist eigentlich hier nicht zu verwerten, da es sich um einen akuten Prozeß handelt. Zu betonen ist aber, daß in diesem Falle am Knochen die ausgesprochenen Zeichen der Frührhachitis vorliegen: Fehlen der tertiären Knochenspangen. (Für die Tatsache, daß das Wachstum der tertiären Knochenspangen gar nicht stattgefunden hat, also gehemmt war, spricht das Fehlen ehemaliger Periostteile.) Außerdem findet sich reichlich osteoider Knochen. Die 3 anderen Fälle stimmen im Gesamtbilde, wie auch in allen Einzelheiten überein. Als Zeichen einer Knochenatrophie und zwar einer ziemlich hochgradigen liegen vor: Größere Arterien liegen außerhalb von Knochenräumen, in das Schwellgewebe haben sich Sinusoide ehemaliger Spongiosaräume verlagert. Innerhalb des Schwellgewebes liegen dichte Elasticazüge als Reste ehemaligen Periosts tertiärer Knochenspangen. Ferner erreichen die noch bestehenden Knochenspangen an Dicke nur bis zu 30 μ.

Der normale und der atrophische Knochen der unteren Nasenmuschel. 109

e) Der Knochen bei syphilitischen Erkrankungen.

Fall 114/36. 29jährige ♀ (Abb. 19). Aortitis syphilitica, Aortenaneurysma.

Befund: Die größeren Arterien liegen zum Teil außerhalb des Bereiches des Knochens. In ihrer Nähe verlaufen dichte Elasticazüge, die auf geschwundene tertiäre Knochenspangen hinweisen. Stellenweise sind zwei Periostplatten ohne dazwischen liegenden Knochen zu sehen. Die Dicke der noch bestehenden Knochenspangen beträgt etwa 30 μ. Stellenweise sind nach außen weit offene Knochenräume von einem dichten Elasticazug überzogen. Der spongiöse Knochen zeigt breite Öffnungen zum Periost. Eine aktive Tätigkeit innerhalb der zellreichen Periostschichten ist nicht festzustellen. Freiliegende Sinusoide sind von den Schwellgewebslacunen teilweise nur durch die Faserreste ehemaligen Periosts getrennt, teilweise, wo das ehemalige Periost zugrunde gegangen ist, gehen sie direkt in das Schwellgewebe über und sind als solche dort noch am Bau ihrer Wand zu erkennen zum Unterschied von den sog. Schwellgewebslacunen, deren Wand aus Endothel, glatten Muskelfasern, Bindegewebsfasern und elastischen Fasern besteht.

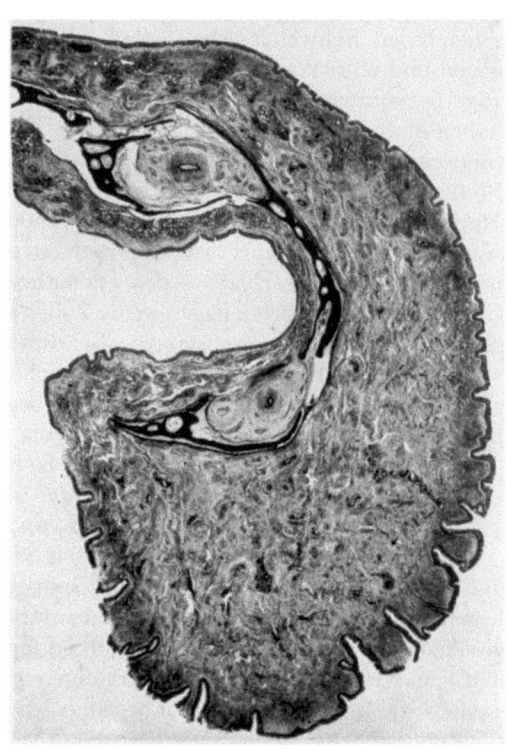

Abb. 19. 114/36. 29jähr. ♀. Aortitis syphilitica. Schwere Knochenatrophie. *Weigerts* Elasticafärbung. Vergr. 10mal.

Fall 26/36. 48jähriger ♂. Tabes dorsalis.

Befund: Die Arterien sind nirgends von Knochenräumen eingeschlossen. Den Schwund des Knochens an ehemaligen Knochenräumen kann man teilweise an zwei aneinanderliegenden Periostblättern ohne Knocheninhalt, teilweise an dichten Elasticazügen erkennen, welche Arterien einhüllen. Das Periost weist in seiner Zellschicht keinerlei aktive Zelltätigkeit auf. Die Faserschicht erscheint sehr defekt und atrophisch und ist stellenweise sogar unterbrochen. Knochenspangen sind überhaupt nicht mehr festzustellen. Der spongiöse Knochen der als Rest des gesamten Knochenaufbaus zurückgeblieben ist, ist als solcher kaum noch zu erkennen. Stellenweise sieht man ehemalige Sinusoide in das Schwellgewebe ragen; das Lumen ist an diesen Stellen gegenüber den noch in den Spongiosaräumen liegenden stark vergrößert. Man sieht an diesem Fall deutlich, daß bei hochgradiger Atrophie zuerst die

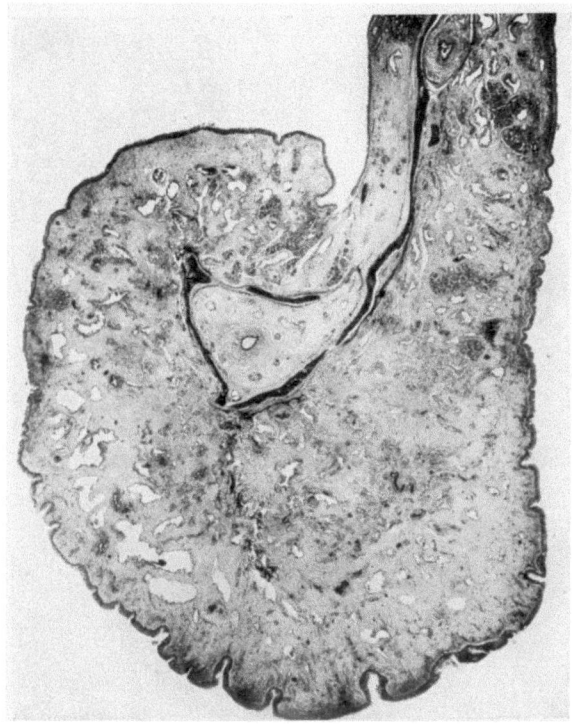

Abb. 20. 96/36. 55jähr. ♂. Tabes dorsalis. Schwere Knochenatrophie. *Weigerts* Elasticafärbung. Vergr. 9mal.

Knochenspangen restlos schwinden und dann erst der allerdings zu diesem Zeitpunkt schon stark geschädigte Spongiosaknochen. (Eine Feststellung, die für die Frage der Auswirkung der Knochenatrophie auf die Schleimhautgestaltung sicher von großer Wichtigkeit ist.)

Fall 96/36. 55jähriger ♂. Tabes dorsalis (Abb. 20). Dieser Fall ist in seiner Schwere des Knochenprozesses und all seinen Einzelheiten den beiden anderen Fällen mit Syphilis in jeder Beziehung an die Seite zu stellen.

Epikrise: Die Schädigung des Knochens der unteren Nasenmuschel bei syphilitischen Erkrankungen kann, nach den 3 Fällen zu urteilen, sehr schwer sein. Die hochgradige Knochenatrophie führte bei allen 3 Fällen trotz erheblichen Altersunterschiedes übereinstimmend einen fast vollständigen Schwund der Knochenräume herbei, die der vollkommenen Atrophie anscheinend vor dem spongiösen Knochen anheimfallen. Auch der spongiöse Knochen zeigt durchwegs hochgradige Alteration. Eine Auswirkung der hochgradigen Knochenschädigung auf die Gestaltung der Schleimhaut erscheint auch hier unverkennbar. Als

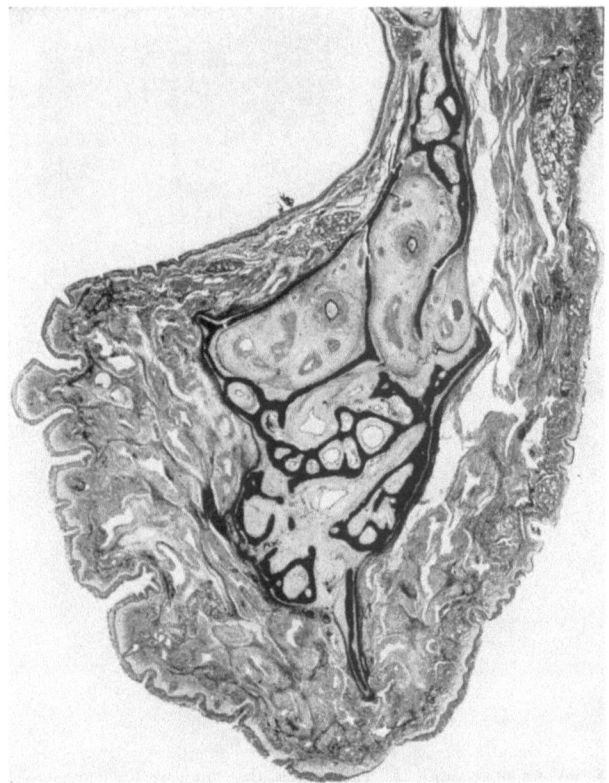

Abb. 21. 52jähr. ♂. Normaler Knochenbefund. *Weigerts* Elasticafärbung. Vergr. 12mal.

Zeichen einer Atrophie seien hier erwähnt: Das Auftreten von Fettzellen in der Zellschicht des Periosts infolge Atrophie angrenzender spongiöser Knochenbalken. Ferner die Lage ehemaliger Sinusoide im Bereiche der Schwellgewebslacunen und die stellenweise Unterbrechung der normalerweise kontinuierlichen periostalen Faserschicht, was an Elasticafärbungen festzustellen ist.

Es sei an dieser Stelle betont, daß sich ein sicheres Urteil über den Zustand des Knochens vor allem an Hand von *Weigert*schen Resorcin-Fuchsinfärbungen bilden läßt, denn einerseits läßt sich mit dieser Färbung das Periost, das in seinem Verhalten für die Beurteilung des Knochens außerordentlich wichtig ist, gut beobachten, andererseits erhält der Knochen selbst damit eine Färbung, die für diese Untersuchungen vollauf genügt.

Der Befund der Knochenatrophie wird hier nur registriert. Wie die Syphilis in den 3 Fällen zur Atrophie geführt hat, muß ich dahin gestellt sein lassen. Wahrscheinlich ist die Atrophie des Muschelknochens Ausdruck der Allgemeinschädigung des Körpers durch die syphilitische Erkrankung und nicht Folge eines örtlichen Prozesses in der Muschel.

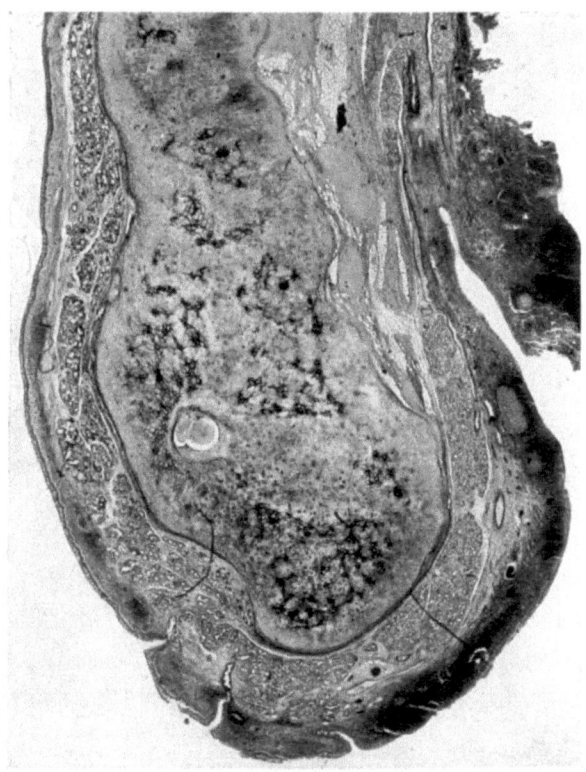

Abb. 22. 397/36. 39jähr. ♂. Elastischer Knorpel in der unteren Nasenmuschel. *Weigerts* Elasticafärbung. Vergr. 12mal.

f) Der Knochen bei Störung der inneren Sekretion.

Fall 53/36. 34jährige ♀. Basedow.

Befund: Dichte Elasticazüge in der Umgebung von außerhalb des noch bestehenden Knochens liegenden größeren Arterien beweisen die Atrophie tertiärer Knochenspangen und den Untergang von ehemaligen Knochenräumen. Das Periost ist ziemlich breit, die Tätigkeit der Osteoklasten überwiegt die der Osteoplasten. Auf weite Strecken sind in die Zellschicht des Periosts Sinusoide atrophierter Spongiosaräume eingelagert, das Periost ist auffallend gut erhalten. Die spongiösen Knochenbalken sind fast völlig geschwunden, nur stellenweise sind noch Reste davon zu sehen. Die noch erhaltenen Knochenspangen sind etwa 50 μ dick. Fettzellen fehlen vollständig.

Fall 397/36. 39jähriger Mann. Addison (Abb. 22, 23).

Befund: In der Mitte der linken unteren Muschel findet sich anstatt des üblichen Muschelknochens ein Knollen elastischen Knorpels von Kleinbohnengröße (Abb. 22). Dieser elastische Knorpel ist rings von

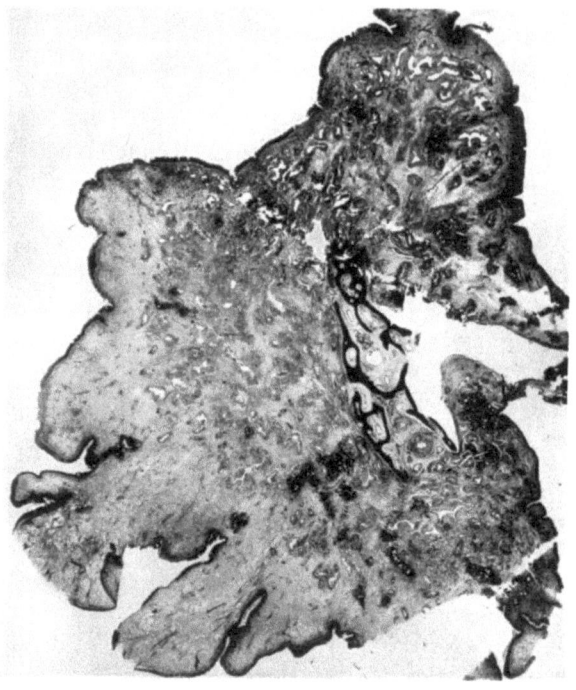

Abb. 23. 397/36. 39jähr. ♂. Addison. Schwere Knochenatrophie. r. *Gieson*-Färbung. Vergr. 7mal.

dichten elastischen Fasern umgeben. Das übrige Gewebe der Schleimhaut ist reich an Drüsen, sonst aber schlecht entwickelt und stellenweise von dichten Zügen elastischen Gewebes durchzogen. (Die Lymph- und Blutgefäße sind so dicht mit Lymphocyten angefüllt, daß ihre Querschnitte bei kleiner Vergrößerung wie dunkle Punkte erscheinen.) An Längsschnitten der gleichen Muschel kann festgestellt werden, daß eine ganz hochgradige Atrophie des Knochens vorliegt, stellenweise findet sich überhaupt kein Knochen mehr. Der Querschnitt der rechten Muschel (Abb. 23) zeigt in der Mitte der Muschel nur noch kleine Reste spongiösen Knochens. Dichte ehemalige Periostzüge durchziehen wirr die Muschel. Die Schleimhaut ist außer in der Umgebung des elastischen Knorpels in beiden unteren und mittleren Muscheln hochgradig hyperplastisch teils vasculär, teils ödematös entartet. Erwähnt sei noch, daß sich auch in den beiden mittleren Muscheln nur noch kümmerliche Reste von Knochen finden, die keinerlei Raumsystem mehr erkennen lassen. Der elastische Knorpel hat in seiner Mitte einen Einschluß von zwei Gefäßquerschnitten, die wegen ihrer Wand, die nur aus Endothel besteht, wie Sinusoide aussehen. Fettzellen sind in keiner Muschel zu finden.

Fall 28/36. 40jähriger ♂. Diabetes mellitus.

Befund: Auch hier finden sich ehemals geschlossene Knochenräume, die nur noch von einem dichten Zug elastischer Fasern überzogen sind. Teilweise freiliegende größere Arterien sind von stark erweiterten ehemaligen Sinusoiden förmlich umlagert. In den ganz vereinzelt erhaltenen Spongiosaräumen liegen wenige Fettzellen. Die noch erhaltenen kümmerlichen Knochenspangen sind nur bis zu $25\,\mu$ dick. Im übrigen finden sich alle Zeichen schwerster Atrophie.

Epikrise: Es sind die Knochenbefunde dreier Fälle mit Krankheitsbildern beschrieben, bei denen eine Störung einer innersekretorischen Drüse vorliegt. Bei allen dreien (Basedow, Addison, Diabetes mellitus) konnten Schädigungen des Knochens im Sinne einer hochgradigen Atrophie festgestellt werden. Den auffallendsten Befund überhaupt aller untersuchten Fälle stellen die Veränderungen des Knochens bei dem Addisonkranken dar: Vollkommene Atrophie des Knochens aller Muscheln bei normalen Raumverhältnissen. Verschiedentlich wurde die Hypothese aufgestellt, daß Störungen des Kalkstoffwechsels mit mangelhafter Nebennierenfunktion zusammenhingen[1]. Die hochgradige Knochenatrophie in diesem Falle würde jedenfalls gut in den Rahmen einer solchen Hypothese passen. Im Rahmen dieser Abhandlung handelt es sich nur um die Feststellung der völligen Zerstörung des Muschelknochens durch Atrophie, wie sie in diesem Falle bei Addison beobachtet ist.

Es ist sehr wahrscheinlich, daß das in der Mitte der unteren Muschel vorgefundene Stück elastischen Knorpels ursprünglich vom Schlundende des Tubenknorpels stammt und als stark verlagertes „akzessorisches Knorpelplättchen" aufzufassen ist; denn wenn auch der Tubenknorpel eigentlich hyaliner Art ist, so sind doch besonders am Schlundende Strecken beschrieben, in welchen er die Beschaffenheit fibrösen bzw. elastischen Knorpels annimmt (*Rauber-Kopsch*[16]).

Die ziemlich hochgradigen Knochenatrophien, die außerdem in den Fällen von Basedow und Diabetes mellitus festgestellt werden konnten, sind ebenfalls auffallend. Sie enthalten ungefähr alle schon aufgestellten Merkmale für eine Knochenatrophie, die deshalb hier nicht noch einmal wiederholt werden sollen. Offenbar können diese beiden Erkrankungen ebenfalls eine hochgradige Schädigung des Knochens der Nasenmuscheln verursachen.

---

[1] Handbuch der speziellen pathologischen Anatomie und Histologie von *Henke* und *Lubarsch*, Bd. „Innere Sekretion", S. 1011.

g) Der Knochen bei bösartigen Tumoren.

Fall 141/36. 53jährige ♀. Zellreiches Gliom.

Befund: Nur eine große Arterie liegt außerhalb des Knochens und in deren Umgebung sind auch dichte Elasticazüge zu sehen, die als Reste ehemaliger Periostblätter tertiärer Knochenspangen in das Gewebe der Schleimhaut ragen. Die übrigen drei großen Arterien liegen in Knochenräumen. In der Wand eines Knochenraumes ist der Knochen zwischen den Periostblättern geschwunden. Die Spongiosaräume haben nur ganz vereinzelt zur Zellschicht des anliegenden Periosts kleine durch Atrophie entstandene Öffnungen. Neuanbau von Knochen ist nicht festzustellen. Die Osteoklastentätigkeit ist ziemlich rege. Im ganzen sind am Knochenbau die einzelnen Teile gut erhalten, die Dicke der Knochenspangen geht jedoch nicht über 40 μ.

Die 4 Fälle mit Carcinom (ein Gallertcarcinom des Magens, 84jähriger ♂, ein kleinzelliges Bronchialcarcinom, 48jähriger ♂ ein Carcinoma simplex der Prostata, 68jähriger ♂ und ein Carcinoma adenomatosum medullare des Rectums, 74jähriger ♂ werden zusammen beschrieben, da sie durchwegs den gleichen Befund ergeben. Lediglich bei Fall 9/36 (Gallertcarcinom des Magens) ist die Atrophie des Knochens hochgradiger, als bei den übrigen Fällen, was aber an dem hohen Alter (86 Jahre) liegt, wie weiter unten noch gezeigt wird. Bei allen Fällen ist der Gesamtaufbau des Knochens gut erhalten, woraus man die in jedem Falle vorliegende gesunde Anlage des Knochens schließen kann. Außerdem ist eine mittelmäßige Atrophie in jedem Falle festzustellen: Öffnungen der Spongiosaräume zum Periost, Fehlen von Knochen zwischen zwei Periostblättern, Schwund tertiärer Knochenspangen, erkenntlich an den in das Schwellgewebe ragenden dichten Elasticazügen. Neuanbau von Knochen ist nicht zu sehen, vielfach aber rege Osteoklastentätigkeit. Die Dicke der Knochenspangen beträgt bei allen Fällen zwischen 30 und 50 μ.

Epikrise: Es ist auffallend, daß sowohl bei dem zellreichen Gliom als auch bei den 4 Carcinomfällen sich eigentlich nur eine mittelschwere Atrophie des Knochens findet. Es mag dies wohl daran liegen, daß bei Krebskachexie der Kalkstoffwechsel nicht gestört ist, daß vielmehr bei dem allgemeinen körperlichen Verfall, der bei Krebskrankheiten hauptsächlich erst im letzten Stadium bzw. erst eine gewisse Zeit vor dem Tode einsetzt, der Knochen erst in diesem Endstadium in Mitleidenschaft gezogen wird. Man könnte nach den vorliegenden Befunden vielleicht sagen, daß bei Krebskrankheiten zur Zeit des Todes die Atrophie des Muschelknochens eben erst in Gang gekommen ist, so daß also Bilder, wie sie sich etwa bei Addison finden und gewissermaßen ein letztes Stadium der Atrophie darstellen, bei Krebserkrankungen nicht zu Gesicht kommen. Es ist also bei Krebserkrankungen wohl eindeutig eine Atrophie des Knochens festzustellen, wenn sie auch durchwegs nicht so hochgradig ist, wie man vielleicht erwarten möchte.

Allgemein sei hier gesagt, daß ich in großer Zahl Nasenmuscheln bei sehr verschiedenen Todesursachen untersucht und darunter Atrophien in den genannten Fällen und bei den genannten Erkrankungen gefunden habe. In welcher Beziehung die Atrophien zu den jeweiligen Erkrankungen stehen, soll — wie ich schon einmal erwähnte — hier nicht weiter untersucht werden; die darüber getanen Äußerungen sind nur mit

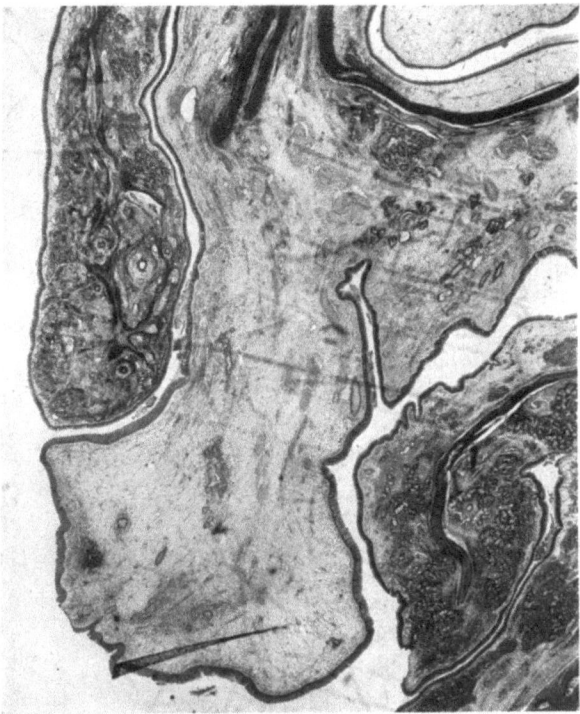

Abb. 24. 14/36. 56jähr. ♂. Schleimhautpolyp, der die mittlere Muschel gegen das Septum nasi drückt. *Weigerts* Elasticafärbung. Vergr. 11mal.

Vorbehalt gemacht. Erst größere Untersuchungsreisen können den Zusammenhang mit der Atrophie wirklich aufklären. Interessant genug erscheint aber schon allein die Möglichkeit, daß die Atrophie des Muschelknochens bei Allgemeinerkrankungen auftreten kann.

h) *Der Knochen bei raumbeengenden Prozessen.*

Zum Beweise dafür, daß auch ein raumbeengender Prozeß einen Muschelknochen schwer treffen kann, muß mangels anderen Materials eine mittlere Muschel herangezogen werden. Diese ist aber als Beispiel einer unteren Muschel völlig gleichwertig, denn sie enthält, wie die umfangreichen Beobachtungen ergeben haben, die gleichen Knochenbestandteile wie die untere Muschel.

Fall 14/36. 56jähriger ♂. Rascher Tod bei Hernia incarcerata (Abb. 24, 25).

Befund: Der Knochen in der unteren Muschel bietet bei vorwiegend spongiösem Knochenaufbau einen normalen Befund. Es liegt also kein allgemeiner, den Knochen schädigender Krankheitsprozeß vor. Wie man auf Abb. 24 sehen kann, wächst aus der *Highmores* Höhle ein Schleimhautpolyp heraus, der die mittlere Muschel regelrecht gegen das Nasenseptum, das nicht dargestellt ist, drückt. Die mikroskopische Untersuchung der mittleren Muschel ergibt nun einen vollkommenen Schwund des Knochens im Bereiche der Druckstelle. Weiter oben, wo der Polyp nicht in dem Ausmaße drückt, finden sich noch Reste des Knochens. Dort aber, wo der Knochen vollständig geschwunden ist, finden sich noch sämtliche Periostduplikaturen, zwischen denen einst der Knochen gelegen hat. Man kann außer vollständigen ehemaligen Knochenräumen (Abb. 25) den früheren Verlauf tertiärer Knochenspangen sehen, sowie an einzelnen Sinusoiden innerhalb zweier etwas weiter auseinanderliegender Periostblätter feststellen, daß hier spongiöser Knochen gelegen hat. Auf Abb. 25 ist rechts noch der Rand des Polypen sichtbar, links ein Teil der zusammengedrückten mittleren Muschel. Es ist an dem Verlauf der Periostduplikaturen die einwandfreie Form des ehemaligen Knochens, der normal entwickelt war, zu erkennen.

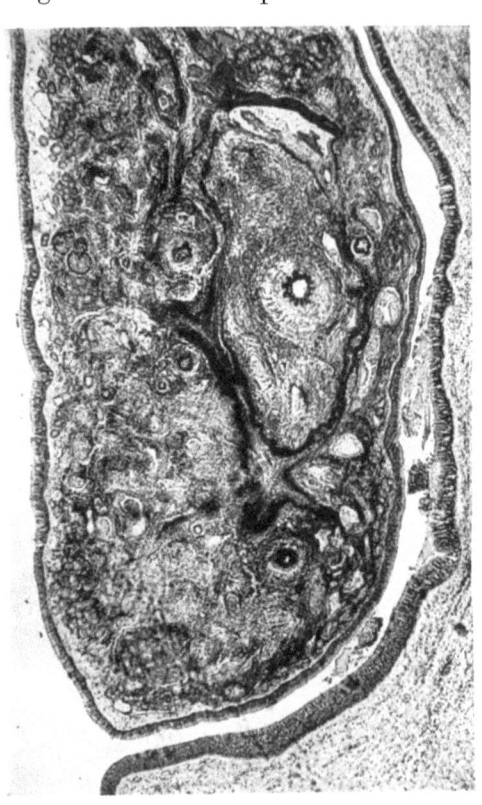

Abb. 25. 14/36. 56jähr. ♂. Vollkommene Atrophie des Knochens der Muschel durch den Druck des rechts sichtbaren Polypen. *Weigerts* Elasticafärbung. Vergr. 32mal.

Epikrise: An einem Fall läßt sich einwandfrei ein Beispiel für die Möglichkeit einer schweren Knochenschädigung durch reine mechanische Druckwirkung geben. Der Knochen ist dabei vollständig zugrunde gegangen. Der Zustand des Knochens der unteren Muschel und der plötzlich erfolgte Tod schließen eine Schädigung des Knochens durch eine Allgemeinerkrankung aus. Besonders an dem Periost der geschwundenen tertiären Knochenspangen ist hier gut zu sehen, wie sich daraus die in das übrige Gewebe der Muschelschleimhaut dringenden Elasticazüge herausbilden, die oben schon öfters als Zeichen einer Knochenatrophie beschrieben sind.

i) Der Knochen im hohen Alter.

An 5 Fällen von über 70 Jahren, die an akuten Erkrankungen (Apoplexie, Pneumonie usw.) gestorben sind, ohne daß eine schwere

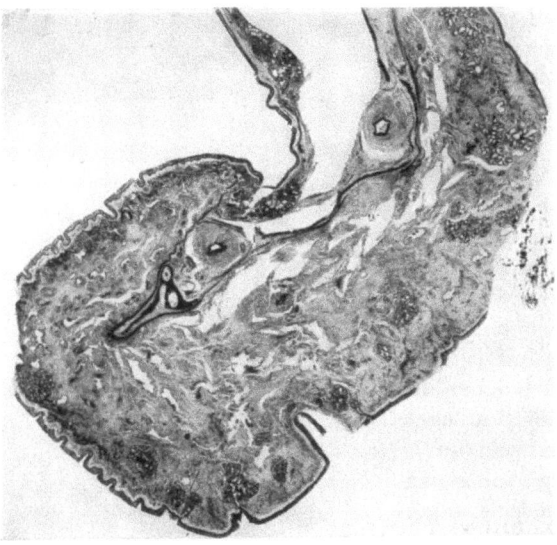

Abb. 26. 451/36. 84jähr. ♂. Altersatrophie des Knochens. *Weigerts* Elasticafärbung. Vergr. 10mal.

Allgemeinerkrankung vorgelegen hätte, lassen sich alle Zeichen einer Knochenatrophie feststellen (Abb. 26, 27). Der Kürze halber sollen die einzelnen Merkmale der Atrophie nicht mehr erwähnt werden, da dies nur eine Wiederholung bedeuten würde. Wie hochgradig diese Altersatrophie ausfallen kann, mag Abb. 27 zeigen. Es handelt sich um einen ehemals knöchern vollkommen umschlossenen Knochenraum. Die Knochenspangen an beiden Seiten sind vollständig geschwunden, der spongiöse Knochen befindet sich in schwerster Atrophie, wie die frei am Periost liegenden Sinusoide zeigen. Als Zeichen für das hohe Alter, zu dem die Bilder gehören, mag die Veränderung der Membrana elastica interna in mehrere Schichten dienen, wie sie an der in dem Knochenraum zentral liegenden Arterie gut sichtbar ist (Abb. 27). Erwähnt sei noch, daß die Fettfärbung in den Präparaten vom höheren Alter eine feintropfige Verfettung der Faserschichten der Periostblätter erkennen läßt. Diese feinen Fetttropfen liegen zwischen den einzelnen Fasern.

Epikrise: An 5 Fällen von über 70 Jahren wird eine Schädigung des Knochens festgestellt, die im Sinne der Altersatrophie zu verwerten ist. Sie ist kaum von praktischer Bedeutung, wenn sie auch sehr erhebliche Formen annehmen kann. Im höheren Alter finden sich in den Faserschichten des Periosts feintropfige Fetteinlagerungen.

Zusammenfassung des II. Teiles.

An Hand der im I. Teil gewonnenen Kenntnis der normalen Verhältnisse am Knochen der unteren Nasenmuschel werden Fehler und Schädigungen am Knochen festgestellt. Diese Fehler können in seltenen Fällen anlagemäßig bedingt sein durch minderwertige Anlage der primären Knorpelspange, durch minderwertige oder verspätete Anlage der in der Muschel längs verlaufenden Arterien, sowie durch abnorme Raumverhältnisse, z. B. bei anfänglich übermäßig entwickelter, mittlerer Muschel.

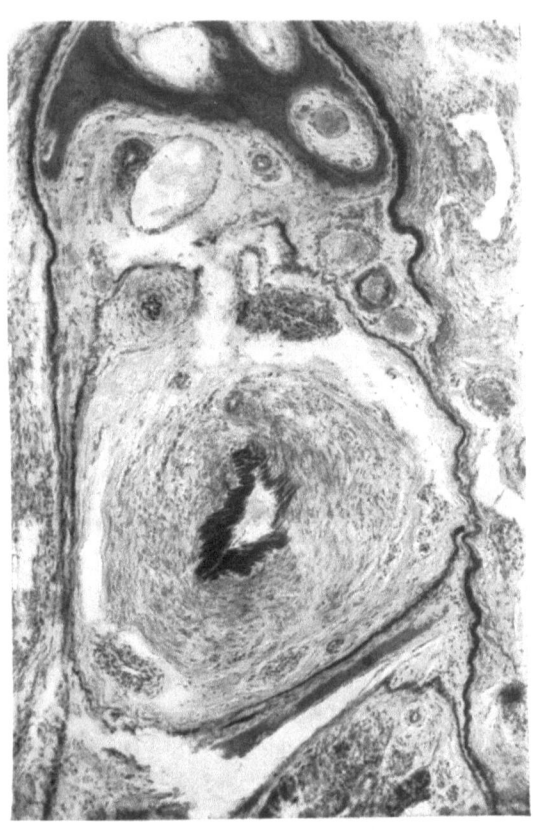

Abb. 27. 451/36. 84jähr. ♂. Partie aus Abb. 26. Periostduplikaturen ohne Knochen. Freiliegende Sinusoide. Teilweise Unterbrechung der elastischen Periostfaserschicht *Weigerts* Elasticafärbung. Vergr. 50mal.

Die weitaus häufigsten Knochenschädigungen erscheinen als Atrophie, die durch Allgemeinerkrankungen des Organismus bedingt ist:

Es wird die Atrophie des Knochens der unteren Muschel von einem 6 Wochen alten, an Ernährungsmangel gestorbenen Kinde beschrieben. *Kubo*[11] hat diesen Befund als normal beschrieben und abgebildet.

Es wird an zwei Fällen von Rachitis eine schwere Atrophie des Knochens festgestellt, sowie das Vorhandensein von reichlich osteoidem Gewebe.

Es wird an 3 Fällen von Tuberkulose und 5 Fällen von Krebs eine mittelschwere Atrophie des Knochens festgestellt.

Bei 3 Fällen von Syphilis und 3 Fällen mit einer Störung der innersekretorischen Drüsentätigkeit werden schwerste Schädigungen des Knochens durch Atrophie festgestellt, am schwersten bei Addison. Als Nebenbefund wird das Vorkommen elastischen Knorpels in der Mitte der unteren Nasenmuschel beschrieben. Dieser elastische Knorpel zeigt Gefäßeinschlüsse.

An einem Fall wird eine völlige Atrophie des Knochens als durch mechanischen Druck bedingt gezeigt.

An 5 Fällen von über 70 Jahren, die an akuten Erkrankungen gestorben sind, wird die Altersatrophie des Knochens gezeigt, die sehr hochgradig sein kann.

Es konnten sich folgende Kennzeichen einer Atrophie des Muschelknochens feststellen lassen: Atrophie liegt vor:

1. Wenn die Knochenspangen dünner als 70 μ sind.
2. Wenn nach dem 2. Lebensjahr mehrere Sinusoide in einem Spongiosaraum liegen.
3. Wenn sich nach dem 20. Lebensjahre breite Öffnungen von Spongiosaräumen zum Periost finden.
4. Wenn größere Arterien außerhalb von Knochenräumen liegen. In ihrer Nähe müssen dann immer dichte in das Gewebe der Muschelschleimhaut eindringende Elasticazüge sichtbar sein, die die Reste ehemaliger tertiärer Knochenspangen darstellen, welche einst die größeren Arterien umschlossen haben. Finden sich Periostreste bzw. Elasticazüge nicht, so liegt entweder eine verspätete Anlage der größeren Arterien vor (in diesem Falle findet sich immer reichlich spongiöser Knochen) oder es hat durch eine Krankheit im frühen Kindesalter eine Hemmung des Knochenwachstums durch Fortsatztreibung stattgefunden.
5. Wenn zwei Periostblätter aneinander liegen, ohne daß sich Knochen dazwischen befindet und die zwischen beiden Periostblättern liegenden ehemaligen zellreichen Periostschichten Zeichen fibrös-bindegewebiger Entartung tragen.
6. Wenn Spongiosasinusoide in die Zellschicht des Periosts oder nach Durchbruch des Periosts in das übrige Gewebe der Muschel verlagert sind.
7. Wenn in der Zellschicht des Periosts Fettzellen auftreten.
8. Wenn die Faserschichten des Periosts teilweise unterbrochen sind.
9. Wenn die Lamellenstruktur des Knochens verwischt erscheint. (Besonders bei Altersatrophie vorkommend.)

Diese Zeichen der Atrophie finden sich in ihrer Gesamtheit nun keinesfalls bei jeder Atrophie des Knochens, sondern sie sind in ihrer Gesamtheit nur in den ganz schweren Fällen festzustellen. Sie sind daher in der Aufzählung nach der Schwere der Atrophie, die sie kennzeichnen sollen, geordnet, so daß man etwa sagen kann: Beim Vorliegen von Punkt 1—4 handelt es sich um eine leichte, bei 1—5 um eine mittelschwere und bei 1—8 um eine hochgradige Atrophie des Knochens, die alle Übergänge bis zum völligen Schwund des Knochens aufweist.

Osteoklasten- und Osteoplastenbefunde lassen z. B. durch ein Überwiegen der Resorption oder ein völliges Fehlen der Apposition erkennen, daß ein atrophischer Prozeß im Gange ist. Es wäre aber völlig zwecklos ja fehlerhaft, für einzelne Krankheitsbilder typische Osteoklasten- und Osteoplastenbefunde aufzustellen, wie das schon öfters versucht wurde, aber nie gelungen ist. Auffällige solche Befunde können nur Hinweise geben auf das Stadium des Ablaufs einer Atrophie. Man kann aus den Osteoklasten- und Osteoplastenbefunden lediglich auf den augenblicklichen Grad der Aktivität bzw. Inaktivität des Mesenchyms schließen. Für die Feststellung einer Atrophie aber ist der Zustand des Knochens, des Periosts, der Spongiosa- und Knochenräume allein ausschlaggebend.

In einem Falle, z. B. sind diese Zellen für die histologische Diagnose wichtig, nämlich da, wo der Zustand des Knochens die Zeichen einer durchgemachten Atrophie zeigt (z. B. freiliegende Arterien und Periostreste), die Osteoplasten und Osteoklasten sich aber in normaler Wechseltätigkeit befinden, was aus den Zellbefunden und dem Ersatz des Knochenabbaues durch Anbau zu ersehen ist. Hier lautet dann die Diagnose: Der atrophische Prozeß an dem Knochen liegt länger zurück, der noch bestehende Knochen zeigt abgesehen von seiner Form normales Verhalten.

Es ist eine Reihe von Krankheiten festgestellt, die infolge der Schwächung des Gesamtorganismus und damit auch des Mesenchyms den Knochen der Nasenmuschel in seiner Entwicklung und seinem Bestand mehr oder minder schwer schädigen können. Es dürfte kein Zweifel darüber bestehen, daß diese Erkrankungen zu denen gehören, die auch Pneumatisationsvorgänge in bestimmter Weise beeinflussen können oder das Entstehen spontaner Dehiszenzen knöcherner Nebenhöhlenwände usw. bedingen können, was für Rachitis und Altersatrophie schon angenommen wurde *(v. Gilse*[6]*).* Aus den gewonnenen Erkenntnissen ergibt sich die notwendige Forderung, daß wir bei der Untersuchung feinerer Knochenstrukturen, besonders im Bereiche des Gesichtsschädels, den Blick unbedingt auf den Gesamtorganismus und seine Krankheitsvorgeschichte lenken müssen und ein großer Teil der bisher als anatomische Variationen gedeuteten Abweichungen vom „idealen Zustand" wird, wie bei den vorliegenden Untersuchungen, als durch eine Krankheit entstanden erkannt werden.

Daß es außer den geschilderten Knochenschäden noch andere, etwa durch Übergreifen einer hochgradigen Entzündung der Schleimhaut auf das Periost, gibt, ist bekannt, doch treten diese, was Häufigkeit und Bedeutung anbelangt, gegenüber den unmittelbaren Knochenschädigungen in den Hintergrund.

Die Frage der Folgen einer ursprünglichen Knochenschädigung auf die Schleimhautgestaltung der Muschel wurde bei den Untersuchungen verschiedentlich gestreift. Daß diese Zusammenhänge bestehen, erscheint sicher. Die Beziehungen des Knochens zur Schleimhaut sind bei den Nasenmuscheln grundlegend andere, als sie für die Pneumatisation des Schläfenbeins von *Wittmaack*[23] beschrieben sind. Dort wirken sich in allererster Linie Veränderungen der Mittelohrschleimhaut auf die Pneumatisation des Knochens aus und der Knochen spielt dabei, je nach seinem Widerstand, den er in seiner verschiedenartigen Zusammensetzung diesem Pneumatisationsakte entgegensetzt, nur eine sekundäre Rolle. Für die untere Nasenmuschel aber, bei der es keine Pneumatisation gibt, läßt sich nach diesen Untersuchungen schon mit Sicherheit sagen, daß der Knochen für die Schleimhautgestaltung eine ausschlaggebende und primäre Bedeutung hat. Genauere Angaben hierüber sollen weiteren Untersuchungen an Hand umfangreicheren Materials vorbehalten bleiben.

Literatur.

[1] *Broman:* Normale und pathologische Entwicklung des Menschen, S. 260. — [2] *Carey:* Amer. Assoc. Anat. Rec. 14, 16, 18, 19, 21. — [3] *Citelli:* Arch. f. Laryng. 13, 89 (1903). — [4] *Cordes* u. *Cholewa:* Arch. f. Laryng. 8, 18 (1898). — [5] *Freedmann:* Arch. of Otolaryng. 2, 250. — [6] *Gilse, v.:* Z. Hals- usw. Heilk. 16, 290 (1926).— [7] *Gräff:* Zbl. Path. 53. — [8] *Hammar:* Anat. Anz. 19, 567. — [9] *Hopmann:* Arch. f. Laryng. 1 (1894). — [10] *Kallius:* Handbuch der Anatomie des Menschen *(Bardeleben)*, 13. Lief. 1905. — [11] *Kubo:* Arch. f. Laryng. 19, 191 (1906). — [12] *Kubo:* Arch. f. Laryng. 19, 85 (1906). — [13] *Oppikofer:* Arch. f. Laryng. 19, 28 (1906). — [14] *Peter:* Handbuch der Hals-, Nasen- und Ohrenheilkunde, *Denker* u. *Kahler,* Teil 1. — [15] *Peter:* Atlas der Entwicklung der Nase und des Gaumens beim Menschen. — [16] *Rauber* u. *Kopsch:* Lehrbuch und Atlas der Anatomie des Menschen, 5. u. 6. Bd. 1923. — [17] *Runge:* Handbuch der speziellen Anatomie und Histologie von *Henke* u. *Lubarsch,* Bd. 3/1. — [18] *Schoenemann:* Anat. H. 58. — [19] *Schumacher:* Handbuch der Hals-, Nasen- und Ohrenheilkunde von *Denker* und *Kahler,* Teil 1. — [20] *Spee, Graf v.:* Handbuch der Anatomie des Menschen *(Bardeleben)*, Bd. 1, Abt. 2. — [21] *Toldt:* Handbuch der gerichtlichen Medizin, Bd. 3. — [22] *Weidenreich: Möllendorfs* Handbuch der mikroskopischen Anatomie des Menschen, Bd. 2, 2, S. 452. — [23] *Wittmaack:* Über die normale und pathologische Pneumatisation des Schläfenbeins einschließlich ihrer Beziehungen zu den Mittelohrerkrankungen. 1918. — [24] *Woakes:* Handbuch der speziellen pathologischen Anatomie und Histologie von *Henke* u. *Lubarsch,* Bd. 3/1, S. 108. — [25] *Zaufal:* Ärztliches Korrespondenzblatt für Böhmen, Bd. 3, S. 23. 1875. — [26] *Zuckerkandl:* Normale und pathologische Anatomie der Nasenhöhle, Bd. 1 u. 2. 1893.

Aufnahmebedingungen.

I. Sachliche Anforderungen.

1. Der Inhalt der Arbeit muß dem Gebiet der Zeitschrift angehören.
2. Die Arbeit muß wissenschaftlich wertvoll sein und Neues bringen. Bloße Bestätigungen bereits anerkannter Befunde können, wenn überhaupt, nur in kürzester Form aufgenommen werden. Dasselbe gilt von Versuchen und Beobachtungen, die ein positives Resultat nicht ergeben haben. Arbeiten rein referierenden Inhalts werden abgelehnt, vorläufige Mitteilungen nur ausnahmsweise aufgenommen. Polemiken sind zu vermeiden, kurze Richtigstellung der Tatbestände ist zulässig. Aufsätze spekulativen Inhalts sind nur dann geeignet, wenn sie durch neue Gesichtspunkte die Forschung anregen.

II. Formelle Anforderungen.

1. Das Manuskript muß leicht leserlich geschrieben sein. Die Abbildungsvorlagen sind auf besonderen Blättern einzuliefern. Diktierte Arbeiten bedürfen der stilistischen Durcharbeitung zwecks Vermeidung von weitschweifiger und unsorgfältiger Darstellung. Absätze sind nur zulässig, wenn sie neue Gedankengänge bezeichnen.
2. Die Arbeiten müssen *kurz* und in gutem Deutsch geschrieben sein. Ausführliche historische Einleitungen sind zu vermeiden. Die Fragestellung kann durch wenige Sätze klargelegt werden. Der Anschluß an frühere Behandlungen des Themas ist durch Hinweis auf die letzten Literaturzusammenstellungen (in Monographien, „Ergebnissen", Handbüchern) herzustellen.
3. Der Weg, auf dem die Resultate gewonnen wurden, muß klar erkennbar sein; jedoch hat eine ausführliche Darstellung der Methodik nur dann Wert, wenn sie wesentlich Neues enthält.
4. Jeder Arbeit ist eine kurze Zusammenstellung (höchstens 1 Seite) der wesentlichen Ergebnisse anzufügen, hingegen können besondere Inhaltsverzeichnisse für einzelne Arbeiten nicht abgedruckt werden.
5. Von jeder Versuchsart bzw. jedem Tatsachenbestand ist in der Regel nur *ein* Protokoll (Krankengeschichte, Sektionsbericht, Versuch) im Telegrammstil als Beispiel in knappster Form mitzuteilen. Das übrige Beweismaterial kann im Text oder, wenn dies nicht zu umgehen ist, in Tabellenform gebracht werden; dabei müssen aber umfangreiche tabellarische Zusammenstellungen unbedingt vermieden werden[1].
6. Die Abbildungen sind auf das Notwendigste zu beschränken. Entscheidend für die Frage, ob Bild oder Text, ist im Zweifelsfall die Platzersparnis. Kurze, aber erschöpfende Figurenunterschrift erübrigt nochmalige Beschreibung im Text. Für jede Versuchsart, jede Krankenbeschreibung, jedes Präparat ist nur *ein* gleichartiges Bild, Kurve u. ä. zulässig. Unzulässig ist die *doppelte* Darstellung in Tabelle *und* Kurve. *Farbige* Bilder können nur in seltenen Ausnahmefällen Aufnahme finden, auch wenn sie wichtig sind. Didaktische Gesichtspunkte bleiben hierbei außer Betracht, da die Aufsätze in den Archiven nicht von Anfängern gelesen werden.
7. Literaturangaben, die nur im Text berücksichtigte Arbeiten enthalten dürfen erfolgen ohne Titel der Arbeit nur mit Band-, Seiten-, Jahreszahl. Titelangabe nur bei Büchern.
8. Die Beschreibung von Methodik, Protokollen und anderen weniger wichtigen Teilen ist für *Kleindruck* vorzumerken. Die Lesbarkeit des Wesentlichen wird hierdurch gehoben.
9. Das Zerlegen einer Arbeit in mehrere Mitteilungen zwecks Erweckung des Anscheins größerer Kürze ist unzulässig.
10. Doppeltitel sind aus bibliographischen Gründen unerwünscht. Das gilt insbesondere, wenn die Autoren in Ober- und Untertitel einer Arbeit nicht die gleichen sind.
11. An *Dissertationen*, soweit deren Aufnahme überhaupt zulässig erscheint, werden nach Form und Inhalt dieselben Anforderungen gestellt wie an andere Arbeiten. Danksagungen an Institutsleiter, Dozenten usw. werden nicht abgedruckt. Zulässig hingegen sind einzeilige Fußnoten mit der Mitteilung, wer die Arbeit angeregt und geleitet oder wer die Mittel dazu gegeben hat. *Festschriften, Habilitationsschriften* und *Monographien* gehören nicht in den Rahmen einer Zeitschrift.

---

[1] Es wird empfohlen, durch eine Fußnote darauf hinzuweisen, in welchem Institut das gesamte Beweismaterial eingesehen oder angefordert werden kann.

Vor kurzem erschien:

Innere Sekretion und Chirurgie

Von

Dr. med. habil. Hans Hanke

Dozent für Chirurgie an der Universität Freiburg i. Br.

Mit 18 Abbildungen. XI, 326 Seiten. 1937. RM 24.—; gebunden RM 25.80

Inhaltsübersicht:

Einleitung. — Bemerkungen zur allgemeinen Inkretologie. — **A. Schilddrüse.** — Physiologie und Biologie der Schilddrüse. — Erkrankungen der Schilddrüse. — Chirurgische Anzeigestellungen zur Herabsetzung, zum Ersatz und zur Steigerung der Schilddrüsenfunktion. — **B. Epithelkörperchen.** — Physiologie und Biologie der Nebenschilddrüsen. — Erkrankungen der Nebenschilddrüsen. — Chirurgische Anzeigestellungen zur Herabsetzung, zum Ersatz und zur Steigerung der Nebenschilddrüsenfunktion. — **C. Thymus.** — Physiologie und Biologie des Thymus. — Erkrankungen des Thymus. — Chirurgische Anzeigestellungen zu einer Thymuszufuhr. — **D. Inselzellen der Bauchspeicheldrüse.** — Physiologie der Inselzellen der Bauchspeicheldrüse. — Erkrankungen des Inselzellenapparates der Bauchspeicheldrüse. — Chirurgische Anzeigestellungen zur Zufuhr von Insulin. — **E. Nebennieren.** — Physiologie und Biologie der Nebennieren. — Erkrankungen der Nebennieren. — Chirurgische Anzeigestellungen zur Herabsetzung, zum Ersatz und zur Steigerung der Nebennierenfunktion. — **F. Hypophyse.** — Physiologie und Biologie der Hypophyse. — Erkrankungen der Hypophyse. — Chirurgische Anzeigestellungen zur Therapie mit Hypophysenwirkstoffen. — **G. Epiphyse.** — **H. Keimdrüsen.** — Physiologie und Biologie der Keimdrüsen. — Erkrankungen der männlichen Keimdrüsen. — Chirurgische Anzeigestellungen zur Zufuhr von Sexualhormonstoffen. — **J. Weitere Hormonstoffe.** — **Sachverzeichnis.**

Die Bedeutung der inneren Sekretion für den Ablauf biologischen Geschehens im Organismus ist fundamental. Die Rolle, die der Lehre von den hormonalen Vorgängen für klinisch-ärztliches Denken und Handeln zukommt, wird eine ständig größere. Auch für die Chirurgie, die ja ihrerseits so manchen Anteil an dem Aufbau dieser Lehre hat, trifft das zu. In der vorliegenden Abhandlung wird eine Darstellung der Beziehungen der inneren Sekretion zur Chirurgie gegeben, nicht symptomatologischer, pathologisch-anatomischer und operativ-technischer Einzelheiten der Blutdrüsenerkrankungen, die ja oftmals behandelt sind, sondern mehr der tieferen funktionellen Zusammenhänge und der operativen und nichtoperativen therapeutischen Anzeigestellungen. Es erwies sich als notwendig, eine Übersicht des auf physiologisch-experimentellem Gebiete Erreichten jedem Kapitel voranzustellen. Ohne eine Kenntnis des schon außerordentlich verwickelten normalen Getriebes ist ein Verständnis krankhafter Störungen nicht gut möglich. Es konnte in allen Teilen nur das Wichtigste gebracht werden, da eine handbuchmäßige, erschöpfende Bearbeitung den Rahmen des Buches gesprengt hätte. Die Tatsache, daß es im in- und ausländischen Schrifttum eine die gesamte innere Sekretion in ihren Beziehungen zur Chirurgie behandelnde Darstellung bisher nicht gibt, rechtfertigt die Ausgabe dieses neuen Buches.

Springer-Verlag Berlin Heidelberg GmbH

Lebenslauf.

Ich, Walter Rudolf Luitpold M o r i t z   bin in Passau am 11. März 1911 geboren. In Passau besuchte ich von 1917 bis 1921 die Volksschule und von 1921 bis 1930 das humanistische Gymnasium, in dem ich Ostern 1930 die Reifeprüfung bestand. Die ersten 6 Semester studierte ich in Giessen, das 7. in Berlin, das 8. und 9. in München, das 10. und 11. Semester wieder in Giessen, wo ich am 5. Dezember 1935 mein medizinisches Staatsexamen bestand. Das Physikum bestand ich Ende des Sommersemesters 1932 in Giessen. Nach dem Termin der Bestallung als Arzt, der erst auf den Monat April 1937 und nicht auf den Dezember 1936 fällt wegen 4 monatl. freiwilligen Militärdienstes, war ich als Volontärassistent 2 Monate an der Medizinischen Universitäts-Klinik zu Giessen und bin nun seit 1. Juni 1937 als Volontärassistent an dem Anatomischen Institut der Universität Giessen tätig.

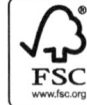

MIX
Papier aus verantwortungsvollen Quellen
Paper from responsible sources
FSC® C105338

If you have any concerns about our products,
you can contact us on
ProductSafety@springernature.com

In case Publisher is established outside the EU,
the EU authorized representative is:
**Springer Nature Customer Service Center GmbH
Europaplatz 3, 69115 Heidelberg, Germany**

Printed by Libri Plureos GmbH
in Hamburg, Germany